儿科疾病
治疗与急救技术

主编　陈苗苗　徐文俊　唐娜娜　罗雪梅

上海交通大学出版社
SHANGHAI JIAO TONG UNIVERSITY PRESS

内容提要

　　本书以患儿为中心，重点介绍了儿科常见循环系统疾病、消化系统疾病、呼吸系统疾病、泌尿系统疾病等。在编写过程中，主要从病因、临床表现、辅助检查等方面入手，由浅入深地阐述了儿科常见疾病的诊断与治疗方案。本书可作为广大儿科医师进行临床诊治的参考书籍。

图书在版编目（CIP）数据

　　儿科疾病治疗与急救技术 / 陈苗苗等主编. --上海 ：
上海交通大学出版社，2023.10
　　ISBN 978-7-313-27819-7

　　Ⅰ. ①儿… Ⅱ. ①陈… Ⅲ. ①小儿疾病－治疗②小儿
疾病－急救 Ⅳ. ①R72

　　中国版本图书馆CIP数据核字（2022）第254890号

儿科疾病治疗与急救技术
ERKE JIBING ZHILIAO YU JIJIU JISHU

主　　编：	陈苗苗　徐文俊　唐娜娜　罗雪梅		
出版发行：	上海交通大学出版社	地　　址：	上海市番禺路951号
邮政编码：	200030	电　　话：	021-64071208
印　　制：	广东虎彩云印刷有限公司		
开　　本：	710mm×1000mm 1/16	经　　销：	全国新华书店
字　　数：	213千字	印　　张：	12.25
版　　次：	2023年10月第1版	插　　页：	2
书　　号：	ISBN 978-7-313-27819-7	印　　次：	2023年10月第1次印刷
定　　价：	158.00元		

编委会

主编简介

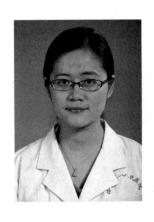

/陈苗苗/

  毕业于郑州大学儿科专业，现就职于山东省济宁市第一人民医院儿科，现任山东省研究型医院变态反应候选委员、济宁市中西医结合儿科专业委员、济宁市儿科急救分会委员。擅长儿科常见病、多发病诊疗。曾多次获"优秀医师"等荣誉称号。发表医学论文6篇。

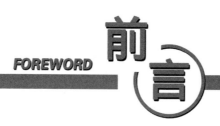

FOREWORD 前言

　　儿童是祖国的未来，人类的希望。儿童的身心健康，不仅关系着家庭和社会的稳定，更关系着中华民族的健康水平和人口素质的提高。由于儿童自身的生理因素，不但容易得病，而且临床发病急、变化快、病死率高。家长和社会都十分关注儿科学的发展，对儿科医务工作者的要求也越来越高。因此，广大儿科医务工作者肩负着光荣而艰巨的使命——为儿童身心健康而奋斗。

　　儿科医务工作者面对的患者群体是儿童，患儿的生理、心理发展快且不健全，耐受力低且反应性强，面对这些问题，不仅需要耐心、细心、善于观察，还需要掌握扎实的理论基础，只有这样才能对疾病作出正确的判断并提出相应的疾病诊疗策略。

　　本着实用、可行的原则，本书在内容上突出临床诊断策略与治疗方法，重点介绍了儿科常见循环系统疾病、消化系统疾病、呼吸系统疾病、泌尿系统疾病等。在编写过程中，主要从病因、临床表现、辅助检查等方面入手，由浅入深地阐述了儿科常见疾病的诊断与治疗方案。本书条理清楚，重点突出，将理论知识与临床实践紧密结合，既有一定深度和广度，又有实践应用价值，可作为广大儿科医师进行临床诊治的参考书籍。

　　尽管在本书编撰过程中，各位编者做出了巨大的努力，对稿件进行了多次认真的修改,但由于编写经验不足,加之日常工作繁重、编写时间紧张,书稿中存在的不足之处,恳请广大读者见谅,并给予批评指正,以便再版时更好地总结经验,达到共同进步与提高的目的。

《儿科疾病治疗与急救技术》编委会
2022 年 8 月

CONTENTS 目录

第一章　儿科常用诊疗技术

第一节　机械通气

一、概述

机械通气是儿童重症监护病房最基本和最重要的器官支持技术,除应用于严重肺部疾病引起的呼吸衰竭外,也应用于外科疾病、神经肌肉疾病、中毒、休克以及心肺脑复苏的抢救治疗等。决定进行机械通气治疗时,应充分考虑基础疾病、治疗效果及预后。如某些遗传代谢性疾病、晚期肿瘤等疾病终末期,机械通气辅助治疗预后差。在使用机械通气救治患者过程中,应清楚机械通气的作用、目的及使用方法。

二、机械通气的作用

机械通气的主要作用是纠正呼吸衰竭,维持呼吸功能。通过增加通气量以改善肺泡通气,改善氧合,提供吸气末压(平台压)和呼气末正压通气(positive end expiratory pressure,PEEP)以增加吸气末肺容积和呼气末肺容积;对气道阻力较高和顺应性较低者,机械通气可降低呼吸功耗,缓解呼吸肌疲劳。因此,机械通气可达到以下目的。

(一)纠正低氧血症

通过改善肺泡通气、提高吸入氧浓度、增加肺容积和减少呼吸功耗等以纠正低氧血症,使危重患儿保持动脉血氧分压>8.0 kPa(60 mmHg)或动脉血氧饱和度(SaO_2)>90%。

(二)纠正呼吸性酸中毒

促进 CO_2 的排出,改善肺泡通气,使动脉血二氧化碳分压($PaCO_2$)和 pH 维持在正常水平。

(三)降低呼吸功耗,缓解呼吸肌疲劳

在患有儿童哮喘、重度喉梗阻和神经肌肉疾病等情况下,气道阻力增加、呼吸系统顺应性降低和内源性呼气末正压的出现,使呼吸功耗显著增加,严重者出现呼吸肌疲劳。使用机械通气可以减少呼吸肌做功,缓解呼吸肌疲劳。

(四)维护正常通气

对于需要抑制或完全消除自主呼吸的患者,如接受手术或某些特殊操作者,呼吸机可为其提供通气保障。

三、应用指征

(一)呼吸功能严重异常

如呼吸急促(儿童呼吸频率>60 次/分)、呼吸浅慢(<10 次/分)或呼吸暂停(呼吸停止时间超过 20 秒)、自主呼吸微弱或消失。

(二)严重通气和(或)氧合障碍

PaO_2<6.7 kPa(50 mmHg),特别是经面罩高浓度吸氧时(氧浓度>40%)PaO_2 仍然<8.0 kPa(60 mmHg);$PaCO_2$ 升高[6.7 kPa(50 mmHg)]或进行性上升。

四、相对禁忌证

下述情况机械通气时可能使病情加重:气胸及纵隔气肿未行引流,肺大疱和肺囊肿,低血容量性休克未补充血容量,气管-食管瘘等。但在出现致命性通气和氧合障碍时,应在积极处理原发病(如尽快行胸腔闭式引流,积极补充血容量等)的同时,不失时机地应用机械通气抢救生命。

五、建立人工气道

建立人工气道的目的是保持患儿气道通畅,有助于呼吸道分泌物的清除及进行机械通气,方法如下。

(一)经口气管插管

操作较易,插管的管径相对较大,便于气道内分泌物的清除,但影响会厌功能,患儿耐受性也较差,不便于长期机械通气患儿的护理,对依从性较差的患儿容易造成脱管。

禁忌证:①张口困难或口腔空间小,无法经口插管;②无法后仰(如疑有颈椎骨折)。

(二)经鼻气管插管

舒适性优于经口气管插管,患者较易耐受,便于护理,可作为儿科首选方法。但操作难度较经口气管插管大,人工气道管径较小,呼吸功增加,不利于气道及鼻窦分泌物的引流。

禁忌证:①严重鼻或颌面骨折;②鼻或鼻咽部梗阻,如鼻中隔偏曲、息肉、囊肿、脓肿、水肿、异物或血肿等;③颅底骨折。

(三)气管切开

需要较长时间机械通气的患者,可以选择气管切开方式。儿科气管切开及护理难度较成人大。气管切开时气道阻力及通气无效腔较小,有利于气道分泌物的清除,降低呼吸机相关性肺炎的发生率。但是气管切开的时机仍有争议。1989年美国胸科医师协会曾经建议:若预期机械通气时间在10天以内者优先选择气管插管,而超过21天者则优先选择气管切开,在10～21天者则应每天对患者进行评估。

1.适应证

(1)预期或需要较长时间机械通气治疗。

(2)上呼吸道梗阻所致呼吸困难,如双侧声带麻痹,有颈部手术史及颈部放疗史。

(3)反复误吸或下呼吸道分泌物较多,患者气道清除能力差。

(4)减少通气无效腔,利于机械通气支持。

(5)因喉部疾病致气道狭窄或阻塞无法气管插管。

(6)头颈部大手术或严重创伤需行预防性气管切开,以保证呼吸道通畅。

(7)高位颈椎损伤。

2.相对禁忌证

(1)切开部位有感染或化脓。

(2)切开部位出血,如弥散性血管内凝血(disseminated intravascular coagulation,DIC)未纠正时严重凝血功能障碍等。

六、基本模式

临床应根据不同个体、不同阶段的呼吸支持需要,选择相对合适的模式。至今还没有充分证据证明哪一种通气模式最好。

(一)无创正压通气

无创正压通气(non-invasive positive pressure ventilation,NPPV)是指未建立人工气道的正压通气。一些病例应用 NPPV 可以减少呼吸衰竭气管插管或气管切开机会,降低相应并发症;减少患儿对呼吸机的依赖,降低医疗费用。NPPV 主要应用于意识状态较好的轻、中度的呼吸衰竭,或自主呼吸功能有所恢复、从有创(气管插管)机械通气撤离的呼吸衰竭患者。而有意识障碍、有并发症或多器官功能损害的严重呼吸衰竭患者宜选用有创机械通气。

使用 NPPV 治疗时,患儿必须具备的基本条件:较好的意识状态、咳痰能力、自主呼吸能力和血流动力学稳定。目前 NPPV 有 2 种基本模式。

1.双相气道正压通气

双相气道正压通气(bi-level positive airway pressure,BiPAP)是指给予2种不同水平的气道正压,在高压力水平和低压力水平之间定时切换,且其高压时间、低压时间、高压水平及低压水平各自可调,从高压力水平转换至低压力水平时,增加呼出气量,改善肺泡通气。目前有专用 BiPAP 呼吸机市售,设计参数包括吸气压力、吸气时间、通气频率和呼吸末正压等。BiPAP 一般适合于 6 岁以上儿童使用。BiPAP 适用于不需要长期使用呼吸机、配合较好、痰液不多、咳嗽反射有力、有自主呼吸的呼吸衰竭患儿,也适用于神经肌肉疾病(如进行性肌营养不良、脊肌萎缩症)、阻塞性睡眠呼吸暂停等所致的呼吸功能不全。

2.持续气道正压通气

持续气道正压通气(continuous positive airway pressure,CPAP)是在自主呼吸条件下,整个呼吸周期内(吸气及呼气期间)气道均保持正压,患者完成全部的呼吸功,是 PEEP 在自主呼吸条件下的特殊技术。CPAP 适用于通气功能正常的低氧血症患者。CPAP 具有 PEEP 的各种优点和作用,如增加肺泡内压和功能残气量,增加氧合,防止气道和肺泡的萎陷,改善肺顺应性,降低呼吸功,对抗内源性呼气末正压(intrinsic positive end expiratory pressure,PEEPi)。应根据 PEEPi 和血流动力学的变化设定 CPAP,CPAP 过高增加气道压,减少回心血量,对心功能不全的患者血流动力学产生不利影响;但在 CPAP 时由于自主呼吸可使胸腹腔内压较相同 PEEP 时略低。CPAP 适用于撤离呼吸机前的过渡观察,也可采用鼻塞式 CPAP 用于呼吸衰竭程度较轻的患儿。目前有多种市售的CPAP 呼吸机。如用 CPAP 后出现反复呼吸暂停、痰液排出困难,或 $PaCO_2$ 升高、PaO_2 下降,应及时改用其他机械通气方式。

(二)有创机械通气

有创机械通气是指需要建立人工气道连接使用呼吸机的呼吸支持模式,常用模式如下。

1.控制通气

患儿每次通气均是呼吸机给予的,以往也称间歇正压通气或辅助控制通气。目前控制通气(control mode ventilation,CMV)又分为压力控制型通气和容量控制型通气。CMV 是机械通气最常用的模式,通过设定的呼吸频率及压力(或潮气量),提供通气支持,使患者的呼吸肌得到休息,确保最低的每分通气量。随病情好转,逐步降低设置条件,允许患者自主呼吸,呼吸功由呼吸机和患者共同完成。

2.同步间歇指令通气

同步间歇指令通气(synchronized intermittent mandatory ventilation,SIMV)是自主呼吸与控制通气相结合的呼吸模式,在触发窗内患者可触发和自主呼吸同步的指令正压通气,在 2 次指令通气之间触发窗外允许患者自主呼吸,指令呼吸是以预设容量(容量控制 SIMV)或预设压力(压力控制 SIMV)的形式送气。参数设置包括压力/潮气量、流速/吸气时间、控制频率和触发敏感度等。SIMV 在儿科使用普遍,特点是通过设定频率和潮气量(或压力)确保最低分钟量;SIMV 能与患者的自主呼吸同步,减少患者与呼吸机的对抗,降低正压通气对血流动力学的影响;通过调整预设的频率改变呼吸支持的水平,即从完全支持到部分支持,减轻呼吸肌萎缩;用于长期带机患者的撤机训练;但不适当的参数设置可增加呼吸功,导致呼吸肌疲劳或过度通气。

3.压力支持通气

压力支持通气(pressure support ventilation,PSV)是由患者触发压力目标、流量切换的一种机械通气模式。即患者触发通气、呼吸频率、潮气量及吸呼比,当气道压力达到预设的压力支持水平时,吸气流速降低至某一阈值水平以下时,由吸气切换到呼气。PSV 适用于有完整呼吸驱动能力的患者,当设定水平适当时,少有“人-机”对抗,可减轻呼吸功;PSV 是自主呼吸模式,支持适当可减轻呼吸肌的失用性萎缩;对血流动力学影响较小,包括心脏外科手术后患者;一些研究认为 51～81.6 kPa(5～8 cmH$_2$O)的 PSV 可克服气管导管和呼吸机回路的阻力,故 PSV 可应用于呼吸机的撤离;对出现浅快呼吸的患者,应调整 PSV 水平以改善"人-机"不同步的问题;当管路有大量气体泄露时,可引起持续吸气压力辅助,呼吸机就不能切换到呼气相。对呼吸中枢驱动功能障碍的患者也可导致每分通气量的变化,甚至因呼吸暂停而窒息,因此不宜使用该模式。

4.高频振荡通气

高频振荡通气(high frequency oscillation ventilation,HFOV)是目前所有高频通气中频率最高的一种,可达 17 Hz。HFOV 通过直接调节气道平均压改善氧合,维持肺泡及气道的开放和稳定。由于频率高,每次潮气量接近或小于解剖无效腔。其主动的呼气原理(即呼气时系统呈负压,将气体抽吸出体外)保证了 CO$_2$ 的排出,侧支气流供应使气体充分湿化。HFOV 通过提高肺容积、减少呼吸相的压差、降低肺泡压(仅为常规正压通气的 1/15～1/5)、避免高浓度吸氧等以改善氧合及减少肺损伤,是目前先进的高频通气技术。

七、参数设置

机械通气参数设置的目标是保障有效的气体交换,最大限度地减轻对机体器官功能的影响,减轻机械通气相关性肺损伤和氧中毒。通常情况下机械通气预设参数:FiO$_2$ 为 0.4～0.6(40%～60%),呼吸频率为 25～35 次/分,潮气量为 6～8 mL/kg(容量控制模式)或吸气峰压(PiP)为 153.1～204.1 kPa(15～20 cmH$_2$O),吸气时间为0.5～0.7秒,PEEP 为 30.6～51 kPa(3～5 cmH$_2$O)。以上参数适用于大部分患儿的起始机械通气治疗。

(一)潮气量

容量控制通气模式潮气量的选择应保证足够的气体交换及患者的舒适性,一般 5～12 mL/kg,并结合肺顺应性、气道阻力进行调整,避免气道平台压超过 306 kPa(30 cmH$_2$O)。在压力控制通气模式时,潮气量主要由预设的压力、吸气时间、呼吸系统的阻力及顺应性决定;最终应根据动脉血气分析进行调整。目前在急性呼吸窘迫综合征(acute respiratory distress syndrome,ARDS)呼吸支持中,发现小潮气通气(6～8 mL/kg)可以减轻呼吸机相关性肺损伤,改善预后。

(二)呼气末正压通气

PEEP 的作用是使萎陷的肺泡复张、增加平均气道压、改善氧合,同时影响回心血量及左室后负荷,克服 PEEPi 引起呼吸功的增加。PEEP 常应用于以 ARDS 为代表的 Ⅰ 型呼吸衰竭,PEEP 的设置在参照目标 PaO$_2$ 的基础上,与

FiO_2 和潮气量综合评估,虽然 PEEP 设置的上限没有共识,但下限通常在 P-V 曲线的低位拐点(LIP)或 LIP 之上 20.4 kPa(2 cmH$_2$O);还可根据 PEEPi 指导 PEEP 的调节,外源性 PEEP 水平大约为 PEEPi 的 80% 时不增加总 PEEP。

(三)PiP

压力控制模式需要设置 PiP,最佳 PiP 设置能使病变肺泡充分打开,又能避免气压伤。可以参考潮气量(多数市售呼吸机压力控制模式下可以测算显示潮气量变化)、气道阻力、血气分析中 SaO_2、PaO_2 和 $PaCO_2$ 水平进行调节。一般中枢性呼吸衰竭为 102~153.1 kPa(10~15 cmH$_2$O),轻度肺部病变为 153.1~204.1 kPa(15~20 cmH$_2$O),中度为 204.1~255.1 kPa(20~25 cmH$_2$O),重度为 255.1~306.1 kPa(25~30 cmH$_2$O)或更高。PiP 超过 306.1 kPa(30 cmH$_2$O)时应警惕发生肺气瘘,特别是在有人-机对抗时。

(四)呼吸频率

机械通气的呼吸频率选择:根据每分通气量及目标二氧化碳分压(PCO_2)水平,成人通常设定为 12~20 次/分。CMV 模式时,儿童一般为同年龄阶段正常呼吸频率,可以上调 5 次/分。SIMV 模式一般以 15~20 次/分为宜。准确调整呼吸频率可依据动脉血气分析的变化,综合调整潮气量与呼吸频率。

(五)吸/呼比或吸气时间(I/E 或 It)

I/E 的选择是基于患者的自主呼吸水平、氧合状态及血流动力学,适当的设置能保持良好的"人-机"同步性。成人机械通气患者通常设置 It 为 0.8~1.2 秒或吸呼比为 1:(1.5~2);儿童一般为 It 0.5~0.8 秒,或吸呼比为 1:(1.5~2)。

(六)FiO_2

机械通气初始阶段,可给予高 FiO_2(100%)以迅速纠正严重缺氧,以后依据目标 PaO_2、PEEP、平均动脉压(mean arterial pressure,MAP)水平和血流动力学状态,酌情降低 FiO_2 至 50% 以下,并设法维持 SaO_2 在 94%~97%,若不能达到上述目标,即可增加 PEEP 和平均气道压,应用镇静剂或肌松剂;若适当 PEEP 和 MAP 可以使 SaO_2 升高至目标水平,原则上应保持最低的 FiO_2。

(七)触发灵敏度

合适的触发灵敏度设置将使患者更舒适,促进人-机协调。压力触发常设置为 -15.3~-5.1 kPa(-1.5~-0.5 cmH$_2$O),流速触发常为 2~5 L/min。流速触发较压力触发能明显降低患者呼吸功。若触发敏感度过高,会引起与患者用力无关的误触发。若设置触发敏感度过低,将显著增加患者的吸气负荷,消耗额外呼吸功。

(八)流速

理想的峰流速应能满足患者吸气峰流速的需要,成人常用的流速设置为 $40\sim60$ L/min,儿童通常可按 2 L/min 设置。根据每分通气量、呼吸系统的阻力和肺的顺应性调整。流速波形在临床上常用减速波或方波。压力控制通气时流速受选择的压力水平及气道阻力的影响。

(九)HFOV 参数设置

参考常频通气对 MAP 值进行初始设置,一般高于常频通气 MAP 40.8 kPa $(4 \text{ cmH}_2\text{O})$。之后根据氧合和血流动力学调节,最高不宜超过 459 kPa(45 cmH$_2$O)。

八、呼吸机撤离

当导致呼吸衰竭的病因好转后,应尽快开始撤机。延迟撤机将增加机械通气的并发症和医疗费用。过早撤离呼吸机又可导致撤机失败,增加再插管率和病死率。因此,应每天进行评估,及时发现具备撤离呼吸机的条件,争取早日撤机。

(一)撤离呼吸机的基本条件

(1)患儿一般情况好转,导致机械通气的基础疾病好转,感染已得到有效控制。

(2)自主呼吸有力、咳嗽反射强,有自主排痰能力,气道分泌物减少。

(3)机械通气参数降低后自主代偿能力强,血流动力学稳定[多巴胺或多巴酚丁胺≤5 μg/(kg·min)]。

(4)12 小时内未使用肌松剂。

(二)撤离呼吸机的辅助参考指标

1.机械通气参数

$FiO_2<40\%$,PEEP 为 $30.6\sim40.8$ kPa（$3\sim4$ cmH$_2$O),呼吸频率 <20 次/分,PiP<153.1 kPa(15 cmH$_2$O)时,患儿无缺氧表现,经皮氧饱和度监测(TcSO$_2$)>90%。

2.血气指标

pH>7.30,PaO$_2$>6.7 kPa(50 mmHg),PaCO$_2$<6.7 kPa(50 mmHg)。

3.撤离呼吸机的方法

随着病情好转,撤离呼吸机前 12~24 小时停用肌松剂、镇痛剂和镇静剂。逐渐下调呼吸机参数至撤离水平,逐步降低 PEEP 至 30.6~40.8 kPa(3~4 cmH₂O)[每次下调 10.2~20.4 kPa(1~2 cmH₂O],PiP 每次下调 10.2~20.4 kPa(1~2 cmH₂O),FiO₂ 每次下调 5%~10%。如果患者因呼吸机参数下调而不出现缺氧表现时,血气分析达到撤机要求,可撤离呼吸机,拔除人工气道。

对长期使用呼吸机、合并慢性肺部疾病、肺部炎症较重或神经肌肉疾病等的患儿,可采用分阶段分次撤机方法。如将 CMV 模式逐渐过渡至 SIMV、PSV、CPAP 等模式,锻炼自主呼吸能力或脱机后采用人工鼻观察 4~12 小时后再决定是否完全撤离呼吸机。

九、并发症与处理

(一)呼吸机相关性肺损伤

呼吸机相关性肺损伤是指机械通气对正常肺组织的损伤或使已损伤的肺组织进一步加重,包括气压伤、容积伤、萎陷伤和生物伤。

1.气压伤

气压伤是由于气道压力过高导致肺泡破裂,临床表现为肺间质气肿、皮下气肿、纵隔气肿、心包积气和气胸等。一旦发生张力性气胸,可危及患者生命,必须立即处理。紧急情况下立即进行胸腔穿刺放气,也可行胸腔闭式引流。

2.容积伤

容积伤是指过大的吸气末容积对肺泡上皮和血管内皮的损伤,临床表现为气压伤和高通透性肺水肿。

3.萎陷伤

萎陷伤是指肺泡周期性开放和塌陷产生的剪切力引起的肺损伤。

4.生物伤

生物伤即以上机械及生物因素使肺泡上皮和血管内皮损伤,激活炎症反应导致的肺损伤,对呼吸机相关肺损伤的发展和预后产生重要影响。

以上不同类型的呼吸机相关肺损伤相互联系、相互影响,不同原因的呼吸衰竭患者可产生不同程度的损伤。为避免和减少呼吸机相关肺损伤的发生,机械通气时应避免高潮气量和高平台压,吸气末平台压不超过 357.1 kPa(35 cmH₂O),以避免气压伤、容积伤,同时设定合适的 PEEP 以防发生肺萎陷伤。

(二)呼吸机相关性肺炎

呼吸机相关性肺炎是指机械通气 48 小时后发生的院内获得性肺炎。气管内插管或气管切开导致声门的关闭功能丧失、胃肠内容物反流误吸、痰液排出不畅或无菌操作执行不严是发生呼吸机相关肺炎的主要原因。一旦发生,会明显延长住院时间,增加住院费用,显著增加病死率。机械通气患者没有体位改变的禁忌证,宜保持半卧位,避免镇静时间过长和程度过深,避免误吸,尽早撤机,以减少呼吸机相关性肺炎的发生。一旦发生,应及时调整抗生素用量。

(三)氧中毒

氧中毒即长时间吸入高浓度氧导致的肺损伤。FiO_2 越高,肺损伤越重。一般认为新生儿特别是早产儿 $FiO_2 > 40\%$ 为高氧,儿童 $FiO_2 > 60\%$ 为高氧。当患者病情严重必须吸高浓度氧时,应避免长时间吸入,FiO_2 尽量不超过 60%。新生儿特别是早产儿氧中毒可引起晶体后纤维增生从而导致失明,也可引起慢性肺部疾病(如支气管-肺发育不良)。因此,新生儿机械通气时,$TcSO_2$ 保持在 90%~93% 即可。

(四)呼吸机相关的膈肌功能不全

呼吸机相关的膈肌功能不全是指在长时间机械通气过程中,膈肌收缩能力下降。有 1%~5% 的机械通气患者存在撤机困难,撤机困难原因有很多,其中呼吸肌无力和疲劳是重要原因。其他因素包括休克、严重脓毒症、营养不良、电解质紊乱和神经肌肉疾病,某些药物等也可以导致膈肌功能不全。因此,临床诊断呼吸机相关的膈肌功能不全有一定困难。保留自主呼吸可以保护膈肌功能。机械通气患者尽可能保留自主呼吸,加强呼吸肌锻炼,以增加肌肉的强度和耐力,同时加强营养支持可以增强或改善呼吸肌功能。

机械通气患者使用肌松剂和大剂量糖皮质激素可以导致肌病的发生。患者肌肉活检显示肌纤维萎缩、坏死和结构破坏,以及肌纤维中空泡形成。因此,机械通气患者应尽量避免同时使用肌松剂和糖皮质激素,以免加重膈肌功能不全。

(五)其他并发症

其他并发症包括低血压与休克、心律失常、应激性溃疡、肾功能障碍等。机械通气使胸腹腔内压升高,导致静脉回流减少,心脏前负荷降低,使心排血量降低,血压降低。血管容量相对不足或对前负荷较依赖的患者尤为突出。机械通气参数较高如 $PiP > 255.1 \ kPa(25 \ cmH_2O)$ 或 $PEEP > 81.6 \ kPa(8 \ cmH_2O)$ 时,应特别注意循环功能监测,及时补充血容量,必要时使用多巴胺等正性肌力药物。

机械通气患者应用镇静剂和肌松剂等可引起肠道蠕动降低和便秘,咽喉部刺激和腹胀可引起呕吐,肠道缺血和应激等因素可导致消化道溃疡和出血。起始进行通气时可留置胃管排除胃内积气,发现胃液呈咖啡色或血性时,可短期禁食并使用制酸剂等。

第二节 氧 气 疗 法

一、概述

氧气是维持人体生命必需的物质,生物体内的代谢过程必须有氧的参与,但人体的氧贮备极少。代谢所需的氧全靠呼吸器官不断从空气中摄取,并借助血液和循环系统运往全身的器官和组织。缺氧导致体内的代谢异常和生理功能紊乱,严重者致使重要脏器组织损害和功能障碍,甚至细胞死亡危及生命。氧气疗法是一种用以纠正缺氧的治疗方法。"氧气"是一种"药",使用时应掌握适应证、使用方法,并监测疗效。

二、适应证

凡低氧血症和有组织缺氧者,均为氧疗指征。但由于机体具有代偿能力和适应能力,因此在选择氧疗方法时应根据临床情况,特别是呼吸和循环系统功能状况,并结合血气分析结果全面考虑。

(一)低氧血症

根据血气分析确定,急性缺氧者,动脉血氧分压(PaO_2)< 8.0 kPa(60 mmHg)是氧疗指征;慢性缺氧者,$PaO_2 < 7.3$ kPa(55 mmHg)为长期氧疗指征。

(二)发绀

严重发绀患者 PaO_2 大都明显降低,是明确的给氧指征。但应注意,影响发绀的因素包括末梢循环状态、血红蛋白含量和皮肤颜色等。发绀与低氧血症程度并不完全一致,有时发绀并不能确切反映血氧下降情况。

(三)呼吸情况

呼吸困难,呼吸过快、过慢或频繁呼吸暂停均为给氧指征。

(四)心功能不全或贫血

心功能不全或贫血时,氧的运输能力下降,严重感染、高热,氧消耗量增加,给氧也宜偏早。

三、氧疗装置及方法

临床上有多种给氧装置和吸氧方法,应根据患者的临床情况并结合实际条件选择。氧疗的原则是以较低的吸入氧浓度,在尽可能短的吸氧时间内改善氧代谢,使患者的临床情况好转。

(一)鼻导管吸氧

优点是简便实用,不影响进食、服药,患儿较易接受。缺点是吸入氧浓度不恒定,分泌物易阻塞导管,张口呼吸时效果受影响。过去有人主张鼻导管深插至鼻咽部,由于氧气直达咽部减少了鼻腔的加湿作用,而使咽部黏膜干燥,患儿较难长期耐受,也有可能使大量氧气进入胃内,出现不良后果,儿科不宜使用。目前常用改良鼻导管吸氧,即将导管置两孔与鼻孔等大相对,可减轻患儿的不适感。鼻导管吸氧一般只适宜低流量供氧。若流量过大(如 5 L/min 以上)则因流速和冲击力很大,患儿多很难耐受,并易致气道黏膜干燥和痰结痂。因此,该方法多用于轻度缺氧者。吸氧浓度与氧流量按照以下公式进行计算:吸气中氧浓度分数(FiO_2)= $[21+氧流量(L/min)×4]/100$。

(二)面罩吸氧

面罩吸氧分为开放式和密闭面罩法。开放式是将面罩置于距患者口鼻 1~3 cm 处,适宜小儿及不易合作的患者,可无任何不适感。密闭面罩法是将面罩紧密罩于患者口鼻部并用松紧带固定,适宜较严重缺氧者,FiO_2 可达 40%~50%,患者较舒适,无黏膜刺激及干吹感觉,吸氧浓度较高。但氧耗量较大,供氧流量常需 8~10 L/min,进食和排痰不便为其缺点。

(三)头罩或氧帐吸氧

将患儿头部或上半身置于透明罩内,不完全密闭,给氧流量 4~5 L/min,氧浓度在 40%~60%。优点是其罩内由于呼出气中水分的存积,湿度高,舒适、可靠,适用于痰液稠厚者或气管切开者。缺点是耗氧量大,温度和湿度调节困难,不便于护理与观察。若遇夏季其内闷热不宜使用。

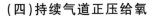

(四)持续气道正压给氧

持续气道正压给氧是对有自主呼吸患者采用持续气道正压装置进行无创辅助通气的方法。通过在整个呼吸周期中均保持气道内有一定正压,可使气道扩张,防止小气道塌陷,使塌陷的肺泡重新张开,增加功能残气量,改善通气,减轻通气/血流比例失衡。该方法可精确调节吸氧浓度,且气体温化和湿化较好。适用于多种原因导致的呼吸功能不全或呼吸衰竭早期。

(五)机械通气给氧

用各种人工呼吸机进行机械通气时,在正压通气的同时利用呼吸机上的供氧装置进行氧疗。可根据病情需要调节供氧浓度($21\%\sim100\%$)。常用 FiO_2 为 $40\%\sim60\%$,严重缺氧者开始可用 100% 的吸氧浓度,之后再据病情渐降至 40% 以下,以免长时间高浓度吸氧引起氧中毒。

(六)高压氧疗

高压氧疗是将患者放入特制的高压氧舱内,在 $1.5\sim3$ 个大气压下供患者吸氧的疗法。可使患者血液内物理溶解氧量大大提高,从而较快缓解组织缺氧,提高组织器官细胞的代谢功能。主要用于急性一氧化碳中毒及其后遗症,急性氰化物中毒,心肺复苏后的脑复苏,脑血管病及后遗症,意外事故如溺水、窒息、自缢和电击等经初步心肺复苏后。

四、监测

(一)生命体征

生命体征包括呼吸频率、心率、血压变化情况。呼吸频率和心率不仅是反映病情严重程度和病情变化的指标,也是反映氧疗效果的指标。如吸氧后呼吸困难和发绀减轻或缓解,心率降至正常或接近正常,血压维持正常,则表明氧疗有效。否则应寻找原因,及时处理。

(二)动脉血气分析

氧疗后定期取动脉血做血气分析,观察各项氧合指标及其变化趋势,评价氧疗效果。

(三)经皮氧饱和度

经皮氧饱和度属无创监测方法,能连续经皮测定氧饱和度。其原理是通过置于手指末端、耳垂等处的红外光传感器来测量氧合血红蛋白的含量,所测的经皮氧饱和度与动脉血氧饱和度的相关性很好。影响经皮氧饱和度测定值的主要因素有局部皮肤颜色、末梢灌注状态和皮肤角化层厚度。

(四)经皮氧分压

血中的氧经毛细血管到达皮下组织,再弥散到皮肤表面,通过测量电极和微处理器,直接显示经皮氧分压。为了增加测量局部血流量,使毛细血管动脉化,所用的经皮氧测量电极内含有加热装置,将皮肤加热到 44 ℃左右。在末梢循环良好的条件下,经皮氧分压反映动脉血氧分压动态变化。低温、休克可使局部血流减少,经皮氧分压测量值不准确。

五、注意事项

(一)注意氧气加温和湿化

呼吸道内保持37 ℃温度和95%～100%湿度是黏液纤毛系统维持正常清除功能的必要条件,故吸入氧应通过湿化瓶和必要的加温装置,以防止吸入干冷的氧气刺激损伤气道黏膜,致痰干结和影响纤毛的"清道夫"功能。

(二)防止污染和导管堵塞

对吸氧导管、输氧导管应专人使用,湿化加温装置、呼吸机管道系统等应经常定时更换和清洗消毒,以防止交叉感染。

(三)防火和安全

氧是助燃剂,氧疗区应禁烟、禁火,以保证安全。

(四)重视全面综合治疗

氧疗只是纠正低氧血症和组织缺氧,对于导致缺氧的基础疾病必须针对病因采取多种综合性治疗措施。氧疗的直接作用是提高肺泡内氧分压,继之使 PaO_2 升高,组织缺氧是否得到改善还取决于循环、血红蛋白等多种因素。

六、并发症

(一)氧中毒

氧中毒是由于组织中氧分子在还原过程中产生的氧自由基对细胞损害所致。高氧可损伤人体任何组织,但由于肺接触的氧分压最高,损伤最严重。肺氧中毒可表现为毛细血管通透性增加、毛细血管内皮破坏、肺泡表面活性物质减少和肺透明膜形成,最终出现肺纤维化,小婴儿可发生支气管肺发育不良。一般吸氧浓度<40%是安全的,吸氧浓度为 40%～60%时可引起氧中毒,吸氧浓度

＞60％的时间不宜超过 24 小时,吸纯氧时间不宜超过 6 小时。新生儿吸氧浓度应尽量控制在 40％以下。

新生儿尤其是早产儿视网膜发育不成熟,对高氧极为敏感,可发生视网膜血管收缩性缺血,晶体后纤维形成,出现视网膜病变,严重者导致失明。早产儿氧疗时动脉血氧分压一般不宜超过 10.7 kPa(80 mmHg),并对眼底变化进行监测。

(二)抑制通气

高浓度吸氧可抑制呼吸中枢,导致低通气,发生二氧化碳潴留。

(三)吸收性肺不张

呼吸时,肺内所含氮气起支架作用。高浓度吸氧时,肺泡内的氮气被氧气取代,低通气区域肺泡内氧气被吸收,可引起肺泡萎陷,发生局部吸收性肺不张。

(四)连接装置引起的并发症

如鼻导管损伤鼻黏膜,面罩吸氧引起鼻出血,经气管导管给氧时的分泌物干结等。

第三节　儿童全肠外营养

一、概述

肠外营养是指当胃肠道不能用于供给机体所需的营养时,需从胃肠外途径供给能量及各种营养物质作为危重患者的营养支持以维持机体正常生理需要和促进疾病康复的治疗方法。全部营养物质均从肠外供给者称全肠外营养,部分营养物质从肠外供给者称部分肠外营养。肠外营养是抢救危重患者的重要治疗技术,能促进患者康复,缩短平均住院日,提高患者生存质量。

二、适应证

(一)极低出生体重早产儿

不能经胃肠喂养或经胃肠喂养不能保证足够营养供应者。几乎所有胎龄＜29 周、出生体重＜1 200 g 的早产儿均需要一段时期(平均为 15 天)的肠外营养。

(二)胃肠功能障碍

胃肠功能障碍是指食物消化与营养素吸收功能全部丧失或部分不足。如先天性消化道畸形(肠旋转不良、肠闭锁等)、炎症性肠病、剧烈呕吐、腹泻、消化道出血、肠梗阻、肠外瘘、短肠综合征等。

(三)恶性肿瘤

恶性肿瘤本身及其治疗均可引起营养不良,引起恶病质。某些患者口腔溃疡、下咽困难、吸收不良等难以消化道得到足够的营养,此时应考虑肠外营养,改善患者的营养状态,防止与治疗营养紊乱,提高免疫力,以更好地耐受放疗、化疗。

(四)严重心脏病

此类患者代谢钠和水的功能不足,液体量受到限制,因此需要肠外营养支持,以保证患者所需要的营养又不会因输液过多、过快而发生心力衰竭。

(五)急性肾衰竭

急性肾炎、急性中毒等发生肾衰竭时常出现呕吐,进食受限;血液透析时可造成氨基酸丢失,患儿分解代谢亢进,出现营养不良。及时进行全肠外营养可抑制分解代谢,降低 BUN 上升幅度。

(六)人工机械通气患者

机械通气患儿应激反应激烈,迅速出现负氮平衡,蛋白合成速率下降,呼吸肌营养不良和失用性肌萎缩,其张力、收缩力和耐受力下降,进而发生呼吸肌疲劳,加重呼吸衰竭,是造成呼吸机依赖的主要原因之一。采用肠外营养支持后,外源性能量物质的大量供给,显著降低了患儿的糖原异生作用,减少了氨基酸被氧化利用,呼吸肌力量增加,使肺功能得以恢复。

(七)各种原因需禁食者

无营养不良禁食者(<1 岁者超过 3～5 天、1～18 岁者超过 5～7 天);营养不良禁食者(<1 岁者超过 1 天、1～5 岁者超过 2 天、5～18 岁者超过 3 天)。

三、能量及营养素的供给

(一)能量

肠外营养液基本成分包括氨基酸、脂肪乳、葡萄糖、电解质、维生素及微量元素。全肠外营养时,葡萄糖供给能量为≤50%总能量,脂肪提供能量为≤40%总能量,蛋白质提供能量不能超过总能量的 12%。应根据患儿日(年)龄、体重、所患疾病、所处环境来计算每天所需液体及热量。能量的供给应遵循逐渐增加的原则。由于全肠外营养时营养素直接输入静脉,不经过胃肠道消化吸收,在计算营养液配方时应注意避免"高营养"。

(二)氨基酸

蛋白质是生命的物质基础,是生命的载体,而蛋白质基础单位是氨基酸。人体蛋白质由 20 种不同的氨基酸组成,12 种可由人体合成,为人体非必需氨基酸,8 种为人体必需氨基酸,必须由外界提供。平衡氨基酸即由必需氨基酸和非必需氨基酸组成,肠外营养供给的平衡氨基酸中必需氨基酸应占总氮的 40%,只有全面平衡的氨基酸液才能更好地被机体所利用。对于不同的人群、不同的疾病,必需氨基酸的含义不完全一样,新生儿摄入的蛋白质须包含 8 种必需氨基酸及 3~4 种半必需氨基酸(半胱氨酸、牛磺酸和酪氨酸,早产儿需额外补充脯氨酸);肝衰竭患儿酪氨酸和半胱氨酸合成减少;尿毒症患儿需要组氨酸。氨基酸推荐剂量:新生儿以 1.5~2.0 g/(kg·d)(无肾功能障碍者)开始,逐渐增加至足月儿 3.0 g/(kg·d),早产儿 3.5~4.0 g/(kg·d);婴幼儿及儿童氨基酸需要量:婴幼儿 2.5 g/(kg·d),儿童 1.5 g/(kg·d)。一般情况下,氮和热卡比为 1∶(150~250),急性肾衰竭时应调整氮和热卡比为 1∶(350~400)。

(三)脂肪乳剂

脂肪乳剂包括长链脂肪乳(LCT)、中链脂肪乳(MCT)及结构脂肪乳(STG)等。LCT 提供必需脂肪酸,但吸收速度慢,进入线粒体代谢需要卡泥汀转运,氧化代谢速度慢,且长期应用易蓄积于网状内皮细胞,对机体产生一定的免疫抑制作用。MCT 不能提供必需脂肪酸,但其水溶性较好,不干扰胆红素代谢,无需卡泥汀转运而直接通过线粒体膜进行 β-氧化,并可减少对免疫系统的抑制作用直接转运至肝脏,在血液循环中清除速度较 LCT 快,不易在肝脏中蓄积,因此 MCT/LCT 混合制剂有互补作用,产生的不良反应比单独应用少。STG 的氧化速度更快,不易发生酮症及高脂血症。

脂肪乳剂具有高能、低容、等渗的特点,可从周围静脉输注,很少发生血栓性静脉炎,避免了中心静脉插管及插管的并发症;其作用是提供能量和必需脂肪酸。研究证明,50∶50 的 MCT/LCT 更能有效地利用,是新生儿最佳的静脉脂肪乳剂。新生儿推荐开始剂量为 0.5~1.0 g/(kg·d),以 0.5~1.0 g/(kg·d)速度逐渐增至 3.0 g/(kg·d),最大不超过 4.0 g/(kg·d)。脂肪摄入过多会引起脂肪沉积,甚至脂肪超负荷综合征:表现为发热、白细胞计数增高、头痛、呕吐、心律不齐、贫血、血小板减少、自发性出血、凝血酶原时间延长、肝功能损害、肾功能损害、代谢性酸中毒、弥散性血管内凝血等。为减少其并发症的发生,脂肪乳剂输注速度应不超过 $0.15 g/(kg \cdot h)$,使用时还应注意监测相关指标,若患儿有严重感染、出血倾向、凝血功能障碍、血清非结合胆红素超过 $170\ \mu mol/L$、血清甘油三酯超过$200\sim300\ mg/dL$ 时,脂肪乳剂应减量或停用。

(四)葡萄糖

葡萄糖摄入与脂肪利用存在负线性关系,过多的葡萄糖摄入会引起脂肪沉积、肝脏损害、CO_2生成过多、自由基介导的脂质过氧化等问题,因此建议围术期新生儿葡萄糖摄入量应低于静息能量代谢值,为 $15\sim18\ g/(kg \cdot d)$。经外周静脉肠外营养时葡萄糖浓度应不高于 12.5%,浓度过高会引起血栓性静脉炎。推荐葡萄糖静脉输注速度:早产儿起始 $4\sim6\ mg/(kg \cdot min)$,增加 $1\sim2\ mg/(kg \cdot min)$,最大 $12\sim14\ mg/(kg \cdot min)$。足月儿起始 $6\sim8\ mg/(kg \cdot min)$,增加 $1\sim2\ mg/(kg \cdot min)$,最大 $12\sim13\ mg/(kg \cdot min)$。婴儿/儿童起始 $6\sim8\ mg/(kg \cdot min)$,增加 $2\sim4\ mg/(kg \cdot min)$,最高 $12\sim13\ mg/(kg \cdot min)$。危重症最高 $5\ mg/(kg \cdot min)$。使用过程中注意监测血糖,使其维持在正常范围内。

(五)微量营养素

1.维生素

维生素是人体代谢过程中的重要辅酶,参与蛋白质、脂肪和糖代谢调节。全肠外营养时由于不能由肠内得到维生素,必须在每天的静脉营养液中供给;根据我国营养学会及美国医学会营养指导组推荐,静脉营养时需补充的维生素包括 4 种脂溶性维生素(维生素 A、维生素 D、维生素 E、维生素 K)和 9 种水溶性维生素(维生素 B_1、维生素 B_2、维生素 B_6、维生素 B_{12}、维生素 C、烟酸、叶酸、泛酸和生物素)。

维生素制剂有维他利匹特(脂溶性维生素)、水乐维他(水溶性维生素),小儿 $1\ mL/(kg \cdot d)$可满足每天所需要的维生素需要量。

2.微量元素及电解质

微量元素对于正常代谢及功能活动是必需的。在疾病状态下,往往有微量元素的过度丢失、摄入减少。因此,在静脉营养液中补充适量的微量元素应视为常规。电解质(Na^+、K^+、Cl^-、Ca^{2+}、P^{3-}、Mg^{2+})按相应推荐摄入量可满足生理需要,同时应定期监测其水平,合理补充。可选用儿科专用的多种微量元素电解质混合制剂。

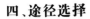

四、途径选择

(一)经外周静脉置管

经外周静脉置管适用于无法行中心静脉置管,仅需补充部分营养,短期肠外营养(<2周)者。经外周静脉输入的肠外营养液渗透压不宜超过900 mOsm/L,葡萄糖浓度应<12.5%,氨基酸浓度应<3.5%。

(二)经中心静脉置管

经中心静脉置管适用于每天肠外营养量巨大,需输入较高渗透压肠外营养液且长期(>2周)应用肠外营养支持者,包括经外周静脉穿刺中心静脉置管(PICC)、经中心静脉置管(CVC)及经脐静脉置管。其中,经PICC或CVC葡萄糖浓度可达15%~25%,氨基酸浓度可达5%~6%,经脐静脉置管葡萄糖浓度应<15%。经外周中心静脉置管以其独特的优势(留置时间长、减少穿刺次数、并发症发生率较低等)在儿科临床尤其是新生儿科应用最为广泛,经脐静脉置管仅应用于新生儿。

五、输注方式

(一)多瓶输液

多瓶输液各种营养素(氨基酸、脂肪乳、葡萄糖及其他)分别贮存,单瓶平行或先后输注。多瓶输液适用于不具备无菌配制条件的单位。因工作量相对大,易出现血糖、电解质紊乱,不利于营养素充分利用。

(二)全合一营养液

所有肠外养成分在无菌条件下混合在一个容器中进行输注。配置好的全合一营养液现配现用,或避光置于4 ℃冰箱保存。用输液泵或输液调节器保证输液速度,营养液应在24小时内均匀输入。肠外营养液中避免加入其他药物。

(1)全合一营养液的优点:有减少污染机会,提高营养支持效果,如氨基酸与非蛋白热源同时输入可提高氮的利用,利于蛋白质合成,减少并发症,如高血糖及肝损害等,简化操作、便于护理。

(2)配置顺序:①电解质溶液、水溶性维生素、微量元素制剂先后加入葡萄糖溶液和(或)氨基酸溶液;②脂溶性维生素注入脂肪乳剂;③将上述两种溶液分别混匀后混合;④轻轻摇动混合物,排气后封闭备用。

六、监测

(一)监测目的

了解营养素的利用情况,肠外营养的治疗效果及监测不良反应,以便及时调整全肠外营养。

(二)监测内容

1.临床检查

患儿的精神反应、食欲、大小便情况、体温、皮肤(黄疸及出血点)、体重、身长、上臂围及皮下脂肪,主要器官如心、脑、肺、肝、肾脏检查。

2.辅助检查

辅助检查主要检测患儿葡萄糖、脂肪、氨基酸代谢的相关指标,包括血 pH、血糖、血氨、胆固醇、甘油三酯、血肌酐、尿素氮、血浆蛋白、前白蛋白、电解质、肝功能、碱性磷酸酶、血清总胆红素、结合胆红素等。为了解患者对输入的脂肪乳剂是否耐受,可进行脂肪廓清试验:在停止静脉营养输注 6 小时后取 1 mL 静脉血,离心 1 200~1 500 r/min,观察上清液,若呈乳糜色提示患者不能很好地清除脂肪乳剂。

七、并发症

(一)技术性并发症

技术性并发症主要指中心静脉插管造成的血管、心包及胸膜损伤,空气栓塞,静脉栓塞及静脉炎等。

(二)感染性并发症

感染性并发症是中心静脉插管最常见的并发症,常由于导管包括输液装置污染造成或没有严格执行无菌操作规程所致。

(三)代谢性并发症

(1)高血糖症或低血糖症:肠外营养液中输入的葡萄糖要适量,葡萄糖浓度不要太高,输注速度不可太快,否则会产生高血糖、高渗性利尿,甚至高血糖性昏迷。一旦发生,应停止肠外营养或静脉滴注低剂量胰岛素治疗高血糖。

(2)高脂血症:脂肪乳剂用量过大或输注速度过快时可引起高脂血症,进而出现脂肪超负荷综合征。故使用脂肪乳剂应从小剂量开始逐渐增加。

(3)高氨血症:氨基酸偏大或氨基酸配方不合理时可产生高氨血症,给肝脏

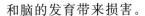

和脑的发育带来损害。

（4）胆汁淤积症：多见于早产儿，体重越低、使用全肠外营养的时间越长发生率越高，多于全肠外营养 2 周后发生。其临床表现包括黄疸、肝增大、直接胆红素升高、碱性磷酸酶升高、ALT 升高。一旦发生胆汁淤积症应尽量减少肠外营养，逐步过渡到肠内营养。

（5）电解质紊乱：主要与肠外营养时电解质的补充不适当有关。全肠外营养时往往忽略补磷，因而低磷血症较为常见，表现为口周和末梢感觉异常、嗜睡、发音困难，软弱无力、呼吸不正常。及时补充磷制剂"格林福斯"可纠正低磷血症。

八、禁忌证

（1）心血管功能紊乱。

（2）严重代谢紊乱。

（3）高胆红素血症。

（4）肠外营养并发症的危险性大于益处者。

（5）原发病需急诊手术者。

九、停止的指征

（1）新生儿或婴儿：能接受 75% 以上的胃肠喂养量。

（2）儿童：能接受 2/3 以上的胃肠喂养量。

尽管肠外营养对各种无法实施肠内营养的危重患儿具有积极有效的辅助治疗作用，是人类对疾病治疗过程中重要的进步，但长期进行肠外营养，可导致胃肠道功能衰退及发生各种并发症。因此，应尽早经口喂养，缩短肠外营养时间，尽早达到全肠内营养。值得注意的是，从肠外营养过渡到肠内营养必须逐渐进行，不能骤然停止，否则将会加重肠道负担而不利于恢复。这种过渡大致可分为 4 个阶段：①肠外营养与管饲结合；②单纯管饲；③管饲与经口摄食结合；④正常肠内营养，即应逐渐过渡到肠内营养以使肠上皮细胞得到适应。当能开始耐受肠内喂养时，先采用低浓度、缓速输注要素肠内营养制剂或非要素肠内营养制剂，监测水电解质平衡及能量、营养素摄入量（包括肠外与肠内），逐渐增加肠内营养量而降低肠外营养量，直至肠内营养能满足代谢需要时，才完全停止肠外营养，恢复至正常肠内营养。

总之，临床医师应根据疾病的性质、患儿的状态，掌握肠外营养的适应证，制订个体化、可操作性强的营养治疗策略，同时尽量避免营养支持的并发症，达到最佳营养目标。

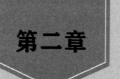

第二章　儿科常见循环系统疾病

第一节　高　血　压

一、概述

小儿高血压较成人少见,其血压标准因年龄而异,正常新生儿约为 10.7/6.7 kPa(80/50 mmHg);婴儿为 12.0/8.0 kPa(90/60 mmHg);>1 岁可用下列公式计算:收缩压=年龄×2+80,舒张压约为收缩压的 2/3,脉压应为 2.7 kPa (20 mmHg)以上,下肢血压约高于上肢 2.7 kPa(20 mmHg)。小儿收缩压 7 岁以下 >16.0 kPa(120 mmHg),7 岁以上 >17.3 kPa(130 mmHg),舒张压 7 岁以下 >10.7 kPa(80 mmHg),7 岁以上 >12.0 kPa(90 mmHg),可视为高血压。小儿易受情绪紧张影响,若一次测得血压偏高,应多次重复测量,排除情绪紧张引起的暂时性高血压,方能做出诊断。小儿原发性高血压少见,约 80% 以上为继发性,常见原因如下。

(一)肾性高血压

肾性高血压最常见。

1.肾实质病变

急慢性肾小球肾炎、过敏性紫癜性肾炎、溶血尿毒综合征、结缔组织病伴肾损害、慢性肾盂肾炎、肾先天性发育不全或畸形、肾脏肿瘤等。

2.肾血管病变

肾动脉狭窄、肾动脉栓塞、肾动脉炎等。

(二)心血管系统疾病

如主动脉缩窄、动脉导管未闭、主动脉瓣关闭不全。

(三)内分泌疾病

嗜铬细胞瘤、皮质醇增多症及继发于长期大量肾上腺皮质激素或促肾上腺皮质激素治疗的高血压。

(四)中枢神经系统疾病

重症脑炎、颅内肿瘤、颅内出血。

二、病史

(1)询问有无高血压的自觉症状(如头晕、头痛、恶心、呕吐等)及严重症状(如视力障碍、惊厥、偏瘫、失语等高血压脑病或脑出血症状)。

(2)注意发病方式,是否症状持续存在或有一过性头痛加剧、心悸、视觉模糊、面色苍白、冷汗等(可见于嗜铬细胞瘤)。

(3)详询家族中有无高血压史及有无引起继发性高血压的原发病表现。

三、体格检查

(1)测量上下肢血压及检查周围动脉搏动强弱(如主动脉缩窄、上肢血压明显高于下肢、桡动脉搏动强烈、足背动脉搏动微弱或消失)。

(2)注意脐旁或上腹部有无血管杂音(可见于肾动脉狭窄或腹主动脉狭窄)。

(3)心脏体征,慢性高血压常有心脏增大。

四、辅助检查

(1)尿常规、尿培养、肾功能等检查证实有无肾小球疾病、泌尿道感染等。

(2)疑有肾脏畸形时做 CT 检查,静脉肾盂造影或逆行肾盂造影。

(3)疑有肾动脉狭窄者须做 CT 检查、肾动脉造影。

(4)疑诊主动脉缩窄者,进一步做 CT 检查、心导管检查及逆行主动脉造影。

(5)疑为嗜铬细胞瘤者,可做酚妥拉明试验,可用酚妥拉明 5 mg 静脉注射,每分钟测血压 1 次(肌内注射则每小时测 1 次),若收缩压下降 4.7 kPa(35 mmHg)以上,舒张压下降 3.3 kPa(25 mmHg)以上,即为阳性。正常人及其他疾病引起的高血压患者收缩压及舒张压下降不超过 4.0 kPa(30 mmHg)及

3.3 kPa(25 mmHg)。

(6)尿液内多巴胺测定:可鉴别神经母细胞瘤与嗜铬细胞瘤,后者正常而前者增多。

(7)X线及心电图检查:了解高血压及对心脏影响的程度。

五、病情观察及随访要点

(1)观察高血压症状及体征呈持续性或伴一过性发作。

(2)有高血压危象者,应迅速处理。

(3)根据临床表现,针对可疑病因选择辅助检查,以助病因诊断。

六、防治措施

(1)病因治疗。

(2)低钠饮食。

(3)应用利尿剂。

(4)降压药的选择:原则上先用一种药物,从小剂量开始渐增。轻度可用噻嗪类加利血平;中度可用噻嗪类加肼屈嗪,无效者加用甲基多巴;重度用噻嗪类加甲基多巴,无效者可用呱乙啶或呋塞米加普萘洛尔或硝普钠。

(5)高血压危象的处理。①二氮嗪:每次 5 mg/kg,于 1 分钟内迅速静脉注射,可使血压迅速下降,维持 4～12 小时,不良反应为水、钠潴留,可并用呋塞米。②硝普钠:用 5% 葡萄糖液稀释成 50 μg/mL 的浓度,每分钟 1 μg/kg 速度静脉滴注,每分钟测血压 1 次,如 5～10 分钟无效,每次可逐渐递增 1 μg/kg,最大每分钟不超过 8 μg/kg,见效后,迅速减量或停药。③硫酸镁:以 1%～2% 浓度按 0.1 g/kg 静脉滴注,30 分钟内滴半量,全量于 1.5 小时内滴入,密切观察患儿神志、呼吸、脉搏、血压、腱反射,当血压接近正常时,即停止滴药。10% 葡萄糖酸钙 10 mg 备用,一旦出现呼吸困难、血压下降、心率减慢、膝反射迟钝等不良反应时,立即静脉推注。

(6)伴心功能不全者应及时处理,并予对症治疗。

第二节 心 律 失 常

一、概述

心律失常是指由心脏自律性异常或激动传导障碍引起的心动过速、心动过缓或心律不齐。小儿心律失常并不少见,常发生于心脏病患者,也可发生于心脏正常者,多数为良性,严重者可导致心力衰竭、心脑综合征甚至猝死。临床上很大一部分心律失常发生于健康儿童,如窦性心律不齐、期前收缩等。常见心律失常的主要病因包括以下几类。

(1)器质性心脏病:各类心肌炎(感染性、中毒性、风湿性等);心肌疾病(原发性心肌病、克山病等);先天性心脏病(原发孔缺损、室间隔缺损等);感染性心内膜炎。

(2)内分泌疾病:甲状腺功能亢进或减低。

(3)电解质紊乱:低钾、高钾血症等。

(4)自主神经功能紊乱:如迷走神经张力过高或交感神经兴奋性增高,小儿多见。新生儿及小婴儿系由自主神经系统发育不成熟所致。

(5)物理因素:如触电。

二、病史

(1)注意发病年龄、发病情况(是否突发突止)、持续时间、过去有无类似发作史。是体检偶然发现,还是伴有心悸、乏力等自觉症状。

(2)有无心脏病史和其他心外病因,如电解质紊乱、药物、心脏手术、插管等。

(3)是否伴心功能不全症状或晕厥发作。

三、体格检查

(1)观察脉搏、心率、节律的改变,测量血压。

(2)心脏体征:注意第一心音强度(如期前收缩的第一心音常增强,而阵发性室上性心动过速第一心音常减弱)、心率快慢、节律是否整齐、有无提前搏动或漏脱、有无器质性杂音。

(3)是否伴心力衰竭或心源性休克的体征。

四、辅助检查

(一)心电图检查

可确诊并判断心律失常及类型。呈阵发性发作者,一次记录不一定有阳性发现,需反复记录(尤其发作时),有条件者应作 24 小时监护记录。下列诸点可帮助判断心律失常的性质。

1.P 波

(1)P 波形态一致,P 波在 Ⅱ、Ⅲ、aVF 直立、aVR 倒置,P-R 间期＞0.12 秒则为窦性心律。

(2)P 波为逆行者而 P′-R 间期＜0.12 秒或呈 R-P′者为结区心律。

(3)P-R＞0.12 秒,有提前出现的异形 P 波则考虑为房性期前收缩,延迟出现者为房性逸搏。

(4)找不到 P 波时应注意有无扑动波(F)或颤动波(f),可诊断心房扑动或心房颤动。

(5)既无 P 波也无 F 波或 f 波者应考虑窦性停搏,窦房传导阻滞或结区心律等。

2.QRS 波群

若有明显畸形,考虑下列可能性。

(1)室上性激动伴室内差异传导。

(2)心室异位搏动。

(3)束支传导阻滞。

(4)预激综合征。

3.快而规则的心律

应考虑以下可能。

(1)窦性心动过速。

(2)阵发性室上性或室性心动过速。

(3)心房扑动伴 2∶1 房室传导阻滞。

4.慢而规则的心律

应考虑以下可能。

(1)窦性心动过缓。

(2)结区心律。

(3)完全性房室传导阻滞。

（4）房或室性自身心律。

（5）窦性心律伴 2∶1 房室传导阻滞。

（6）心房扑动伴 4∶1 房室传导阻滞。

（7）未下传的房性期前收缩。

（二）特殊检查

寻找病因或诱因,结合病史及体检选择相应的检查,如 X 线、超声心动图、血常规、细菌学及内分泌学等方面的特殊检查。

五、病情观察及随访要点

（1）详细记录心律失常发作时的表现（发作方式、持续时间、诱因及治疗反应）、发作频率。

（2）有无心力衰竭及心源性休克发生,应及时处理。若有心脑缺氧综合征发作,必须做好安装起搏器的抢救准备。

（3）随时复查心电图,严重心律失常、多变者,应在心电监护下观察药物效果。酌情延长心电图复查时间。

六、防止措施

（1）病因治疗及去除诱因。

（2）抗心律失常治疗原则:期前收缩,无自觉症状,又无器质性心脏病者,可不作处理,但应解除家长顾虑。若自觉症状明显,心电图示明显心律失常者（如频发室性期前收缩或成串或联律出现或多源性或呈平行心律以及期前收缩的 R 波落在前一心动周期的 T 波上等）,或虽为单源性期前收缩,但发生于器质性心脏病基础上,并有进行性动态发展者均需治疗。阵发性室上性心动过速、短暂发作无自觉症状、心功能正常者可不予处理,但反复发作、持续时间长、症状明显或有心功能不全趋势者,均应及时处理。①兴奋迷走神经:适用于年长儿室上性心动过速发作时,如刺激咽反射引起呕吐、压迫颈动脉窦（不可双侧同时压）10～20 秒,或压迫眼球 30～60 秒。②抗心律失常药物:房室传导阻滞一度或二度Ⅰ型,心率>50 次/分,可密切观察不需药物治疗。二度Ⅱ型及三度房室传导阻滞心率<50 次/分,可用阿托品 0.01～0.03 mg/kg,皮下或静脉注射,或异丙肾上腺素每次 1 mg,溶于 5%～10%葡萄糖溶液 250 mL 中持续静脉滴注,速度为0.05～2 μg/（kg·min）。③电治疗:电复律及电起搏（药物无效者）。④对症处理:镇静、给氧、控制心力衰竭及抗休克等。⑤射频消融:是唯一可根治的非药物治疗方法。药物治疗无效者可考虑。

第三节　感染性心内膜炎

一、概述

感染性心内膜炎是致病源侵入血液,引起心瓣膜、心内膜及大动脉内膜感染及炎症,常导致不同程度的急性或慢性心功能不全。近年重视早期诊断,改进治疗措施,病死率不断下降。感染源以化脓性细菌最为常见,主要是草绿色链球菌,但金黄色葡萄球菌及革兰氏阴性杆菌有增多的趋势。此外,病毒、真菌(白假丝酵母)及立克次体亦可为本症病原。

二、病史

(1)注意起病方式,急性起病或缓慢发生,各种症状出现的时间及发展过程,如有无不明原因的发热、乏力、多汗及进行性贫血等全身感染中毒症状。

(2)有无原发的器质性心脏病(如先天性心脏病及风湿性心脏病等);或近期是否做过心脏病手术及创伤性检查;有无拔牙或扁桃体手术史。

(3)询问可引起心内膜炎的有关心外原发病(如败血症)的症状。

三、体格检查

(1)观察一般情况,测量体温,注意皮肤黏膜有无瘀斑,有无贫血、肝脾大及动态变化。

(2)心脏体征,注意原有心脏杂音的性质有无改变或新近出现有意义的杂音及杂音的动态变化。

(3)有无脏器栓塞现象(常见于脑、肺、肾、脾等)。

(4)有无原发疾病的其他表现,如败血症的迁徙性化脓性病灶。

四、辅助检查

(1)血白细胞计数增加;血沉加快。

(2)尿常规:有血尿及蛋白尿。

(3)血培养:在抗生素应用前取血阳性率高,要求在 24 小时内 3 处不同部位取血培养为同一病原菌,则可确定为致病菌。标本需保留 3 周。

(4)超声心动图检查:1/3～1/2 病例可显示瓣膜赘生物的回声反射。

五、病情及随访要点

(1)观察临床症状有无改善,心脏杂音有无动态变化,有无新出现的动脉栓塞现象。

(2)血培养阳性者,每周复查血培养至阴性为止。复查血、尿常规及血沉。

(3)治疗过程中,如体温降后复升,应考虑以下可能:①药量不足;②静脉炎;③新栓塞形成;④感染扩散;⑤重复感染等。

(4)停药后应随访观察2年。

六、防治措施

(一)预防

应及时矫治先天性心脏病,积极防治风湿性心脏病。器质性心脏病患者在作口腔、泌尿道、胃肠道手术及心插管检查时,术前、术后常规用3天青霉素预防。

(二)抗菌治疗

根据病原菌类型并参考药敏试验选用抗生素。

1.葡萄球菌引起者

葡萄球菌引起者可选用下列方法之一。

(1)青霉素敏感者:每天 10×10^6 U 青霉素,静脉滴注或肌内注射,疗程6～8周。

(2)新型青霉素Ⅱ:每天 100 mg/kg 肌内注射,分3～4次,疗程4～6周,加用庆大霉素 3～7.5 mg/(kg·d),2周可加速消除菌血症。

(3)上药无效或根据药敏,可选用万古霉素、头孢菌素等。

2.草绿色链球菌引起者

可首选青霉素,若不敏感,1周后加用庆大霉素 3～7.5 mg/(kg·d),静脉注射2周。此外,也可换用万古霉素、头孢菌素等。疗程不短于4周。

3.革兰氏阴性杆菌引起者

一般可选用第三代头孢菌素,并加用庆大霉素、氨苄西林等。

4.真菌性心内膜炎

真菌性心内膜炎常用两性霉素B,疗程6～8周。

5.血培养阴性心内膜炎

血培养阴性心内膜炎选用耐青霉素酶的青霉素与庆大霉素,或万古霉素与庆大霉素联合,疗程 6 周。

(三)先天性心脏病患者

先天性心脏病患者伴赘生物形成、抗生素治疗无效者应做赘生物摘除,同时行先天性心脏病根治术,摘除的赘生物做组织培养寻找病原菌;由于瓣膜损伤而造成难治性心力衰竭时,可施行瓣膜修复术;血流动力学严重障碍内科治疗无效者也应考虑外科处理。

第三章　儿科常见消化系统疾病

第一节　胃　炎

胃炎是由多种病因引起的胃黏膜炎症,根据病程分为急性和慢性两类,前者多为继发性,后者以原发性多见。近几年来随着胃镜在儿科的普及应用,儿童胃炎的检出率明显增高。

一、急性胃炎

急性胃炎是由不同病因引起的胃黏膜急性炎症。病变严重者可累及黏膜下层与肌层,甚至深达浆膜层。临床上按病因及病理变化的不同,分为急性单纯性胃炎、急性糜烂性胃炎、急性腐蚀性胃炎及急性化脓性胃炎,其中临床上以急性单纯性胃炎最为常见,而由于抗生素广泛应用,急性化脓性胃炎已罕见。儿童中以单纯性与糜烂性多见。

(一)病因

1.微生物感染或细菌感染

在进食污染微生物和细菌毒素的食物后引起的急性胃炎中,多见沙门菌属、嗜盐杆菌及某些病毒等。细菌毒素以金黄色葡萄球菌为多见,偶为肉毒杆菌毒素。近年来发现幽门螺杆菌也是引起急性胃炎的一种病原菌。

2.化学因素

(1)药物:水杨酸盐类药物如阿司匹林及吲哚美辛等。

（2）误食强酸（如硫酸、盐酸和硝酸）及强碱（如氢氧化钠和氢氧化钾）引起胃壁腐蚀性损伤。

（3）误食毒蕈、砷、灭虫药及杀鼠剂等化学毒物，均可刺激胃黏膜引起炎症。

3.物理因素

进食过冷、过热的食品或粗糙食物均可损伤胃黏膜，引起炎症。

4.应激状态

某些危重疾病，如新生儿窒息、颅内出血、败血症、休克及大面积烧伤等使患儿处于严重的应激状态是导致急性糜烂性胃炎的主要原因。

（二）发病机制

（1）外源性病因可严重破坏胃黏液屏障，导致氢离子及胃蛋白酶的逆向弥散，引起胃黏膜的损伤而发生糜烂、出血。

（2）应激状态使去甲肾上腺素和肾上腺素大量分泌，内脏血管收缩，胃血流量减少，缺血、缺氧进一步使黏膜上皮的线粒体功能降低，影响氧化磷酸化过程，使胃黏膜的糖原贮存减少。而胃黏膜缺血时，不能清除逆向弥散的氢离子；缺氧和去甲肾上腺素又使碳酸氢根离子分泌减少，前列腺素合成减少，削弱胃黏膜屏障功能，导致胃黏膜急性糜烂性炎症。

（三）临床表现及分型

1.急性单纯性胃炎

起病较急，多在进食污染食物数小时后或 24 小时发病，症状轻重不一，表现为上腹部不适、疼痛，甚至剧烈的腹部绞痛。厌食、恶心、呕吐，若伴有肠炎，可有腹泻。若为药物或刺激性食物所致，症状则较轻，局限上腹部，体格检查有上腹部或脐周压痛，肠鸣音可亢进。

2.急性糜烂性胃炎

多在机体处在严重疾病应激状态下诱发，起病急骤，常以呕血或黑粪为突出症状，大量出血可引起晕厥或休克，伴重度贫血。

3.急性腐蚀性胃炎

误服强酸、强碱史，除口腔黏膜糜烂、水肿外，中上腹剧痛、绞窄感、恶心、呕吐、呕血和黑粪，并发胃功能紊乱，急性期过后可遗留贲门或幽门狭窄，出现呕吐等梗阻症状。

（四）实验室检查

感染因素引起者其末梢血白细胞计数一般增高，中性粒细胞比例增大。腹

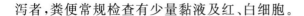

泻者,粪便常规检查有少量黏液及红、白细胞。

(五)影像学检查

1.内镜检查

胃黏膜明显充血、水肿,黏膜表面覆盖厚的黏稠炎性渗出物,糜烂性胃炎则在上述病变上见到点、圆、片、线状或不规则形糜烂,中心为红色新鲜出血或棕红色陈旧性出血,伴白苔或黄苔,常为多发亦可为单个。做胃镜时应同时取胃黏膜做幽门螺杆菌检测。

2.X 线检查

胃肠钡餐检查病变黏膜粗糙,局部压痛,但不能发现糜烂性病变,且不能用于急性或活动性出血患者。

(六)诊断与鉴别诊断

急性胃炎无特征性临床表现,诊断主要依靠病史及内镜检查,以上腹痛为主要症状者应与下列疾病相鉴别。

1.急性胰腺炎

有突然发作的上腹部剧烈疼痛,放射至背部及腰部,血清淀粉酶升高,B超或 CT 显示胰腺肿大,严重患者腹腔穿刺可抽出血性液体且淀粉酶增高。

2.胆道蛔虫症

骤然发生上腹部剧烈绞痛,可放射至左、右肩部及背部,发作时辗转不安,剑突下偏右压痛明显,可伴呕吐,有时吐出蛔虫,B超见胆总管内有虫体异物。

(七)治疗

1.单纯性胃炎

以对症治疗为主,去除病因,解痉止吐,口服黏膜保护剂,对细菌感染尤其伴有腹泻者可选用小檗碱、卡那霉素及氨苄西林等抗生素。有幽门螺杆菌者,则应做清除治疗。

2.糜烂性胃炎

应控制出血,去除应激因素,可用 H_2 受体拮抗剂:西咪替丁 20～40 mg/(kg·d),法莫替丁 0.4～0.8 mg/(kg·d),或质子泵阻滞剂奥美拉唑 0.6～0.8 mg/(kg·d),以及应用止血药如注射用血凝、凝血酶口服等。

3.腐蚀性胃炎

应根据腐蚀剂性质给予相应中和药物,如口服镁乳氢氧化铝、牛奶和鸡蛋清等治疗强酸剂腐蚀。

二、慢性胃炎

慢性胃炎是指各种原因持续反复作用于胃黏膜所引起的慢性炎症。慢性胃炎发病原因尚未明了,各种饮食、药物、微生物、毒素以及胆汁反流,均可能与慢性胃炎的发病有关。近年来的研究认为幽门螺杆菌的胃内感染是引起慢性胃炎最重要的因素,其产生的机制与黏膜的破坏和保护因素之间失去平衡有关。

(一)病因及发病机制

1.幽门螺杆菌

自从 1983 年澳大利亚学者 Warren 和 Marshall 首次从慢性胃炎患者的胃黏液中分离出幽门螺杆菌以来,大量的研究表明,幽门螺杆菌与慢性胃炎密切相关。在儿童中原发性胃炎幽门螺杆菌感染率高达 40%,慢性活动性胃炎高达90%,而正常胃黏膜几乎很难检出幽门螺杆菌。感染幽门螺杆菌后,胃部病理形态改变主要是胃窦黏膜小结节,小颗粒隆起,组织学显示淋巴细胞增多,淋巴滤泡形成,用药物将幽门螺杆菌清除后胃黏膜炎症明显改善。此外成人健康志愿者口服幽门螺杆菌证实可引发胃黏膜的慢性炎症,并出现上腹部痛、恶心及呕吐等症状;用幽门螺杆菌感染动物的动物模型也获得了成功,因此幽门螺杆菌是慢性胃炎的一个重要病因。

2.化学性药物

小儿时期经常感冒和发热,反复使用非甾体消炎药物如阿司匹林和吲哚美辛等,使胃黏膜内源性保护物质前列腺素 E_2 减少,胃黏膜屏障功能降低,而致胃黏膜损伤。

3.不合理的饮食习惯

食物过冷、过热、过酸、过辣、过咸,或经常暴饮暴食、饮食无规律等均可引起胃黏膜慢性炎症,食物中缺乏蛋白质及 B 族维生素也使慢性胃炎的易患性增加。

4.细菌、病毒和(或)其毒素

鼻腔、口咽部的慢性感染病灶,如扁桃腺炎、鼻旁窦炎等细菌或其毒素吞入胃内,长期慢性刺激可引起慢性胃黏膜炎症。有报道 40% 的慢性扁桃腺炎患者其胃内有卡他性改变。急性胃炎之后胃黏膜损伤经久不愈,反复发作亦可发展为慢性胃炎。

5.十二指肠液反流

幽门括约肌功能失调时,使十二指肠液反流入胃增加。十二指肠液中含有胆汁、肠液和胰液。胆盐可减低胃黏膜屏障对氢离子的通透性,并使胃窦部G细胞释放胃泌素,增加胃酸分泌,氢离子通过损伤的黏膜屏障并弥散进入胃黏膜引起炎症变化、血管扩张及炎性渗出增多,使慢性胃炎持续存在。

(二)临床表现

小儿慢性胃炎的症状无特异性,多数有不同程度的消化不良症状,临床表现的轻重与胃黏膜的病变程度并非一致,且病程迁延。主要表现是反复腹痛,无明显规律性,通常在进食后加重。疼痛部位不确切,多在脐周。幼儿腹痛可仅表现为不安和正常进食行为改变,年长儿症状似成人,常诉上腹痛,其次有嗳气、早饱、恶心、上腹部不适及泛酸。进食硬、冷、辛辣等食物或受凉、气温下降时可引发或加重症状。部分患儿可有食欲缺乏、乏力、消瘦及头晕,伴有胃糜烂者可出现黑便。体征多不明显,压痛部位可在中上腹或脐周,范围较广泛。

(三)实验室检查

1.胃酸测定

浅表性胃炎胃酸正常或偏低,萎缩性胃炎则明显降低,甚至缺酸。

2.幽门螺杆菌检测

幽门螺杆菌检测包括胃镜下取胃黏液直接涂片染色,组织切片染色找幽门螺杆菌,幽门螺杆菌培养,尿素酶检测。非侵袭法:利用细菌的生物特性,特别是幽门螺杆菌的尿素酶水解尿素的能力而形成的呼气试验(^{13}C-尿素呼气)检测幽门螺杆菌。血清学幽门螺杆菌IgG抗体的测定,因不能提供细菌当前是否存在的依据,故不能用于目前感染的诊断,主要用于筛选或流行病学调查。以上方法中,以尿素酶检测最为简便、快速,常一步完成。因^{13}C-尿素呼气试验价格昂贵,所以临床普及受到限制。

3.其他检查

在A型萎缩性胃炎(胃体胃炎)血清中可出现壁细胞抗体、胃泌素抗体和内因子抗体等。多数萎缩性胃炎的血、尿胃蛋白酶原分泌减少,而浅表性胃炎多属正常。恶性贫血时血清维生素B_{12}水平明显减少。

(四)X线钡餐检查

X线钡餐检查对慢性胃炎的诊断无多大帮助。依据国外资料,胃镜确诊为慢性胃炎者X线检查显示有胃黏膜炎症者仅20%～25%。虽然过去多数放射学者认为,胃紧张度的障碍、蠕动的改变及空腹胃内的胃液,可作为诊断胃炎的依据,但近年来胃镜检查发现,这种现象是胃动力异常而并非胃炎所致。

(五)胃镜检查

胃镜检查是慢性胃炎最主要的诊断方法,并可取黏膜活体组织做病理学检查。慢性胃炎在胃镜下表现为充血、水肿,反光增强,胃小凹明显,黏膜质脆易出血;黏液增多,微小结节形成,局限或大片状伴有新鲜或陈旧性出血点及糜烂。当胃黏膜有萎缩改变时,黏膜失去正常的橘红色,色泽呈灰色,皱襞变细,黏膜变薄,黏膜下血管显露。病理组织学改变,上皮细胞变性,小凹上皮细胞增生,固有膜炎症细胞浸润,腺体萎缩,炎症细胞主要是淋巴细胞及浆细胞。

(六)诊断与鉴别诊断

慢性胃炎无特殊性表现,单凭临床症状诊断较为困难,对反复腹痛与消化不良症状的患儿确诊主要依靠胃镜检查与病理组织活体检查。根据有无腺体萎缩诊断为慢性浅表性胃炎或慢性萎缩性胃炎。根据炎症程度分为轻度(炎症浸润仅限于黏液的浅表 1/3)、中度(炎症累及黏膜的浅层 1/3～2/3)及重度(炎症超过黏膜浅层 2/3 以上);若固有层内有中性粒细胞浸润则说明"活动性"。此外,常规在胃窦大弯或后壁距幽门 5 cm 内取组织切片染色,快速尿素酶检测或细菌培养,或 13C-尿素呼气试验检查幽门螺杆菌,如阳性则诊断为"幽门螺杆菌相关性胃炎"。发现幽门口收缩不良,反流增多,胆汁滞留胃内,病理切片示纤维组织增生,常提示胃炎与胆汁反流有关。

鉴别诊断:在慢性胃炎发作期时,可通过胃镜、B 超、24 小时 pH 监测综合检查,排除肝、胆、胰、消化性溃疡及反流性食管炎。在胃炎发作期,应注意与胃穿孔或阑尾炎早期鉴别。

(七)预防

早期去除各种诱发或加重胃炎的原因,避免精神过度紧张、疲劳与各种刺激性饮食,注意气候变化,防止受凉,积极治疗口腔及鼻咽部慢性感染灶,少用对胃黏膜有刺激的药物。慢性胃炎尚无特殊疗法,无症状者无需治疗。

(1)饮食:宜选择易消化无刺激性食物,少吃冷饮与调味品。

(2)根除幽门螺杆菌:对幽门螺杆菌引起的胃炎,尤其是为活动性胃炎,应给予抗幽门螺杆菌治疗。

(3)有腹胀、恶心、呕吐者,给予胃动力药物,如多潘立酮及西沙比利等。

(4)高酸或胃炎活动期者,可给予 H_2 受体阻滞剂:西咪替丁、雷尼替丁和法莫替丁。

(5)有胆汁反流者,给予铝碳酸镁、熊去氧胆酸与胆汁酸结合及促进胆汁排空的药。

第二节　胃食管反流病

胃食管反流有生理性和病理性两种。正常人每天都有短暂的、无症状的生理性胃食管反流,这并不会引起食管黏膜的损伤。当胃内容物反流至食管导致组织损伤而引起症状则为病理性反流,随之出现的一系列疾病症状,统称为胃食管反流病。

小儿胃食管反流病是指由于胃内容物不受控制地从胃反流入食管,甚至口腔而引起的一系列顽固性呕吐、反胃及食管炎症状,呼吸道症状,甚至神经精神症状的上消化道运动障碍性疾病。它可以导致小儿营养不良、生长发育迟缓、食管炎、反复发作的肺炎、支气管炎、哮喘,甚至婴儿猝死综合征。

小儿胃食管反流病是一种消化系统常见病。据报道,美国胃食管反流病的人群发病率为 25%～35%。我国由胃食管反流引起的反流性食管炎患病率达 5%,近年来国外研究发现胃食管反流病在儿童,尤其是在新生儿及早产儿中有较高的发病率,并认为它与早产儿的呼吸暂停、喂养困难及吸入性肺炎等密切相关。因此,胃食管反流问题已经越来越被人们所关注,并作了广泛的研究。

一、病因及发病机制

目前认为胃食管反流病的发生和发展是多种因素综合作用的过程,包括防止过度胃食管反流和迅速清除食管内有害物质两种机制的功能障碍。

(一)抗反流机制

1.食管下端括约肌张力减低

食管下端括约肌是一段位于食管远端长 1～3.5 cm 特化的环行肌,它能产生并维持超过胃内压 1.3～5.3 kPa(10～40 mmHg)的静息压来防止反流,还可在咳嗽、打喷嚏或用力而使腹内压突然增高时迅速做出反应。20 世纪 80 年代前,许多学者认为食管下端并无括约肌存在,只是经测压证实该处有一段高压区,有括约肌样作用。近年来,随着微解剖研究的深入,提示这种肌肉结构确实存在,并由此构成食管腹段至膈上的 2～4 cm 的高压带,其压力随胃内压的增高而增加,构成最有效的抗反流屏障。食管下端括约肌的功能受神经及体液双重调节。迷走神经及胃泌素使食管下端括约肌静息压升高,而胰泌素、胆囊收缩素及肠抑胃肽等则使其下降。食管下端括约肌的成熟还与受孕后日龄(胎龄＋出生后日龄)呈正相关,故新生儿尤其是早产儿更易发生胃食管反流。当食管下端括约肌静息压低下时就不能有效地对抗腹腔与胸腔之间的正性压力梯度而导致持续的胃食管反流,在腹内压突然增加时也不能做出充分的反应,则胃内容物将被逆排入食管。研究发现胃食管反流病患者,尤其是伴重度食管炎及 Barrett 食管患者的食管下端括约肌静息压明显低于正常人,因而食管下端括约肌功能不全以及食管下端括约肌静息压降低是胃食管反流病最重要的发病因素之一。

然而多项研究表明,食管下端括约肌静息压正常者也会发生胃食管反流,而较轻型的胃食管反流病患者的食管下端括约肌静息压也往往是正常的。研究中还发现新生儿食管下端括约肌静息压并不低于年长儿及成人,所以胃食管反流病的发生可能不仅仅是由于食管下端括约肌静息压的降低。目前研究认为食管下端括约肌一过性松弛是正常人生理性胃食管反流及食管下端括约肌静息压正常的胃食管反流病患者的主要发病机制。在原发性蠕动(由吞咽引起的蠕动)过程中,食管下端括约肌松弛 3～10 秒以允许吞咽的食团进入胃内,而食管下端括约肌一过性松弛并不发生于正常蠕动之后,持续时间也较长,10～45 秒。在此过程中,食管下端括约肌静息压下降至 0 时括约肌即不再具有抗反流作用了。这就解释了正常人的生理性反流及食管下端括约肌静息压正常的胃食管反流病患者的发病原因。国外文献报道,50%以上的胃食管反流病属于食管下端括约肌一过性松弛,食管下端括约肌一过性松弛伴发酸反流的发生率达 82%。正常受试者中 40%～50%的食管下端括约肌一过性松弛伴胃酸反流,胃食管反流病患者中食管下端括约肌一过性松弛伴胃酸反流则达 60%～70%。这些都提示了食管下端括约肌一过性松弛是引起胃食管反流的主要因素。

2.解剖因素

除了食管下端括约肌外,这段食管的一些解剖因素无疑也起着抗反流屏障的作用。当腹内压升高时,食管腹段被钳夹呈扁形,从而起到抗反流作用,因此食管腹段越长,此功能则越完善。3 个月以下的婴儿食管腹段很短,所以极易发生胃食管反流;胃食管交角为锐角,能使胃黏液在食管口外侧形成一活瓣而抗反流。食管手术及食管裂孔疝可令此角变钝,抗反流作用减弱;另外,膈角在吸气时可主动收缩,起到了食管外括约肌的作用,可加强食管下端括约肌的抗反流能力。而食管裂孔疝的形成破坏了外括约肌抗反流机制,因此这类患儿亦常伴有胃食管反流。

(二)食管清除机制

胃食管反流发生后,如果侵蚀性物质被很快地清除出食管,那么食管黏膜并不会受到损伤。正常情况下,在重力、食管蠕动、唾液及食管内产生的碳酸氢盐的共同作用下,食管通过两个步骤进行酸的清除。第一步容量清除:大部分反流物由于其自身重力和1～2次食管蠕动性收缩的联合作用而被迅速清除,但食管黏膜仍为酸性;第二步由吞下的碱性唾液及食管黏膜自身产生的碳酸氢盐缓冲,中和残留在食管壁上的酸性物质。

胃食管反流病与食管这种清除能力的削弱密切相关。在一些胃食管反流病患儿中常可见食管蠕动振幅降低,继发性蠕动减弱或消失。另外,睡眠中发生的反流尤其容易损伤食管。因为平卧睡眠时,反流物失去了重力的作用因而清除的速度被延缓了;人在睡眠时实际上停止了吞咽和大量分泌唾液,所以既无原发性蠕动也无充分的唾液可用于中和食管内的酸。

(三)食管黏液屏障

正常的食管黏膜屏障包括3部分:①上皮前屏障是指附着的黏液,含不移动水及碳酸氢根,能对胃蛋白酶起到阻挡作用,也能中和反流物中的 H^+;②上皮屏障是指上皮间紧密排列的多层鳞状上皮细胞,使反流物难以通过;③上皮后屏障主要指黏膜下丰富的毛细血管及其提供的 HCO^+,又称血管屏障。当食管黏膜屏障防御机制不全时,胃酸和胃蛋白酶以及十二指肠反流物——胆酸及胰液刺激食管,损伤黏膜,引起反流性食管炎、Barrett 食管甚至食管腺癌。近来有研究表明,食管黏膜的损伤程度与每一次反流的时间长短密切相关,时间越长损伤程度越深。

(四)其他

1.胃排空功能

目前认为餐后胃排空延迟可使胃内容量增大,胃内压增高,从而刺激胃酸分泌并使食管下端括约肌腹内功能区长度缩短,同时可诱发食管下端括约肌一过性松弛参与胃食管反流病的发病。文献报道大约有50%的胃食管反流病患儿同时伴有胃排空延迟。

2.药物影响

阿司匹林和其他非甾体消炎药物对黏膜都具有侵蚀性。流行病学研究提示,服用这类药物可引发胃食管反流病。有食管狭窄的患者尤其易感非甾体消炎药物引发的食管损伤。而没有食管狭窄的患者,非甾体消炎药物引发胃食管反流病的机制尚不明了。

二、临床表现

(一)临床症状

胃食管反流病的临床表现轻重不一,随年龄而不同。新生儿常表现为喷射状呕吐乳汁或奶块;婴幼儿则表现为反复呕吐,严重的可导致营养不良和生长发育迟缓;年长儿可自诉反酸或餐后及平卧时有酸性液体反流至口腔。另外,胃灼热是胃食管反流病的又一主要症状。这是一种位于胸骨后的不适或烧灼样感觉,多起源于上腹部,放射至胸部甚至咽喉部或背部。当反流已引起食管黏膜损伤甚至溃疡时,患者会诉吞咽痛,体检可发现剑突下压痛。

(二)并发症

1.食管炎及其后遗症

这是胃食管反流病最主要的并发症,它的发生与食管下端括约肌静息压异常及食管廓清能力减弱密切相关。由于反流物不断地刺激食管壁而令其充血水肿,年长儿会感到胸骨下烧灼痛,胸闷饱胀,甚至吞咽困难或疼痛,严重的还可发生呕血、黑便及贫血。如果长期反流,食管黏膜则会发生糜烂、溃疡、纤维组织增生及瘢痕形成等一系列改变,最后食管壁的顺应性下降,导致食管狭窄,患者逐渐出现吞咽困难。这种情况在成人中的发生率为 $8\%\sim20\%$,在儿童中则很少见。另一并发症是 Barrett 食管,下端食管的鳞状上皮被化生的柱状上皮所代替。除了反流因素外,幽门螺杆菌的感染也可促进 Barrett 食管的发生。这种较严重的并发症通常发生于中年人和老人,而儿童中相当少见。内镜下见到大段红色和丝绒样质地的柱状上皮从胃食管交界处向上延伸,与邻近苍白、光滑的鳞状上皮形成鲜明对比为其特征性内镜表现。Barrett 上皮不引起症状,因此大多数患者仅有胃食管反流病的基本表现,甚至并无胃食管反流病症状。但它是胃食管交界处发生腺癌的重要危险因素,发病率较正常人群高 $30\sim50$ 倍。

2.呼吸道症状

有文献报道,胃食管反流是儿童慢性咳嗽的主要因素之一。另外,反复的呼吸道感染、呛咳、声音嘶哑、屏气,年长儿支气管哮喘发作等都与之有关。国内对哮喘患儿的胃食管反流研究显示,哮喘儿的各项反流指标均高于对照组,其病理性胃食管反流检出率为 39%。各种原因的哮喘患者都易发生胃食管反流,而胃食管反流又可诱发或加剧哮喘的发生。在新生儿及婴幼儿中,胃食管反流病极易引起吸入性肺炎,有时甚至导致吸入性窒息、早产儿或婴儿猝死综合征的严重后果。

三、诊断

对于有典型病史的患者,如自诉有典型的胃灼热、反酸,且经抑酸治疗迅速好转的,胃食管反流病的诊断即可成立。对那些症状、体征均不典型或抑酸治疗效果不佳的患者,则需进一步检查。钡餐可显示食管炎的征象,如食管壁的糜烂、溃疡及狭窄,还可显示钡剂的反流从而提示反流程度。但钡餐对食管炎的诊断敏感程度不如内镜检查,内镜检查不仅可以直观黏膜损伤情况,还可从任何异常部位取活体组织检查。另外,24 小时食管 pH 监测则是一种在诊断胃食管反流病中具有更高灵敏性、特异性,且更方便、快捷、先进的方法。它可以明确酸反流的形式、频率和持续时间,能反应反流与症状之间的关系,被称为胃食管反流病诊断的"金标准"。大量文献报道,该方法弥补了症状分析及内镜检查的局限性,对鉴别生理性与病理性胃食管反流,深入了解胃食管反流与食管炎的关系,特别是对胃食管反流病的诊断与疗效判定提供了可靠的依据。目前该法已试行于早产儿胃食管反流的早期筛查。

四、治疗

胃食管反流病的治疗一般根据症状的轻重不同可分为非系统性治疗、系统性药物治疗和抗反流手术治疗。目的在于加强食管的抗反流防御机制,减少胃食管反流;减缓症状,预防和治疗并发症以及防止复发。

(一)非系统性治疗

对于症状较轻、无器质性病变的患儿可采用保守疗法,通过改变饮食和体位来达到治疗目的。如少量多餐,避免高脂肪及巧克力等可能降低食管下端括约肌张力、延缓胃排空的食物;婴儿可进食黏稠食物,休息时保持头抬高 30°的俯卧位等。在此基础上如仍有症状可服用抗酸剂。

(二)系统性药物治疗

对症状较重、非系统性治疗无效或治疗后复发的患儿,需要给予系统的药物治疗。常用的药物包括抑制酸分泌药、黏膜保护剂及促胃动力药。

1.抑制酸分泌药

(1)H_2受体阻滞剂:它能阻断组胺与壁细胞膜上 H_2 受体结合,从而减少胃酸分泌,减少反流物的酸度和量。临床上常用的有西咪替丁、雷尼替丁和法莫替丁等。

(2)质子泵抑制剂:它通过抑制壁细胞上的 H^+-K^+-ATP 酶活力阻断胃酸

的分泌。目前认为,质子泵抑制剂能更快地缓解反流症状,加速反流性食管炎的愈合,尤其对中重度食管炎及其并发症,此药应作为首选。有研究证实,质子泵抑制剂在成人中长期使用(1 年以上)能有效控制胃食管反流病并且安全。在儿童,曾有研究人员对患有胃食管反流病的弱智儿童群体长期随访,证实该类药物对各种程度的反流性食管炎都相当有效,且未发现不良反应。由此可见,质子泵抑制剂是一种有效且安全的胃食管反流病治疗药。

2.黏膜保护剂

常用的为铝碳酸镁。其独特的网络状结构,不仅可以迅速中和胃酸,还能吸附胆汁,对胃酸和胆汁反流引起的症状均有较好的疗效。另外,临床上还经常使用硫糖铝及蒙脱石散,能增加黏膜对酸的抵抗力及促进黏膜上皮的修复。

3.促胃动力药

胃食管反流病是一种上消化道动力障碍性疾病,因此对胃食管反流病的治疗首先应该改善消化道动力。

(1)甲氧氯普胺:为周围及中枢神经系统多巴胺受体拮抗剂,能促进内源性乙酰胆碱的释放,增加食管收缩幅度并促进胃排空。但因其对神经系统不良反应明显,故临床上逐渐少用。

(2)多潘立酮:此药为外周多巴胺受体拮抗剂,能促进胃排空,协调胃、十二指肠运动,增强食管蠕动和食管下端括约肌张力。该药对血-脑屏障渗透力差,对脑内多巴胺受体几乎无抑制作用,故无精神与神经不良反应,但 1 岁以下婴儿血-脑屏障功能发育尚不完全,仍应慎用。

(3)西沙比利:为第三代胃肠动力药。它通过促进胃肠道肌层神经丛副交感神经节后纤维乙酰胆碱释放来加强食管、胃、小肠及结肠的推进性运动,加快胃肠道排空,增加食管下端括约肌张力。而且该药安全系数大,无严重不良反应,故可长期使用。

(三)抗反流手术治疗

儿科胃食管反流病需要进行手术治疗的比较少见,仅占 5%～15%,这些患儿往往是由于食管外症状,如反复吸入性肺炎及窒息等呼吸道症状,才需要手术治疗。当前,抗反流手术的方式很多,国外开展最多的是 Nissan 胃底折叠术。其机制是人工造成一个加强的食管下端高压区以利抵抗胃内容物反流。Nissan 胃底折叠术应用至今已有 40 余年,仍被认为是最安全有效的方法,能迅速有效地地解除胃食管反流病的症状。

另外,近年来利用腹腔镜下行 Nissan 胃底折叠术日益增多。Lobe 和 Schier

分别在1993年和1994年报道了小儿胃食管反流病在腹腔镜下的Nissan胃底折叠术。理论上,腹腔镜下胃底折叠术有手术更安全、损伤更小以及恢复时间更快等优点,但对它的远期疗效尚有争议。有研究显示,这种方法的远期疗效无论从临床上还是各种检查上,都显示出很高的失败率,尤其在重度胃食管反流病患者中。然而,这一技术无疑为小儿胃食管反流病的治疗开辟了新途径,并且随着这一新技术的日益成熟,它必将在胃食管反流病治疗中发挥重要作用。

第三节 消化道出血

小儿消化道出血在临床上并不少见,就体重和循环血量而论,儿童患者出血的危险性比成人大,故迅速确定出血的病因、部位和及时处理,对预后有重要意义。

根据出血部位的不同,可将消化道出血分为上消化道出血及下消化道出血。上消化道出血是指屈氏韧带以上的消化道,如食管、胃、十二指肠后或胰、胆等病变引起的出血;下消化道出血是指屈氏韧带以下的消化道,如小肠、结肠、直肠及肛门的出血。

据统计,小儿消化道出血80%位于上消化道,20%位于下消化道。小儿消化道出血病因很多,约50%为消化道局部病变所致,10%~20%为全身疾病的局部表现,另外30%左右病因不易明确。近年来,随着纤维内镜及选择性腹腔动脉造影等技术的开展和应用,对引起小儿消化道出血的病因诊断率明显提高,治疗效果也得到显著改善。

一、发病机制

(一)黏液损伤

各种原因所致消化道黏膜炎症、糜烂及溃疡均可因充血水肿、红细胞渗出或溃疡侵蚀血管而出血。如严重感染、休克及大面积烧伤等可发生应激反应,使胃黏膜发生缺血、组织能量代谢异常或胃黏膜上皮细胞更新减少等改变,导致胃黏膜糜烂或溃疡而出血;消化道内镜检查及坚硬大便等可损伤黏膜而出血。

(二)消化道血循环障碍

肠道循环回流受阻,使肠壁静脉明显充血破裂而致消化道出血,如食管裂孔疝及肠套叠。

(三)毛细血管通透性增加

感染中毒及缺氧等均可引起毛细血管的通透性改变而致黏膜渗血。毛细血管病变如过敏性紫癜、维生素 C 缺乏及遗传性毛细血管扩张症等也可引起出血。

(四)出血凝血功能障碍

凝血因子缺乏、血小板减少或功能障碍等均可引起消化道出血,如血友病及维生素 K 缺乏等。

二、病因

不同年龄组常见的出血原因有所不同。

(一)新生儿

上消化道出血常见原因:吞入母血、应激性溃疡、新生儿出血性疾病以及牛奶不耐受症等。下消化道出血常见原因:坏死性小肠结肠炎、肠重复畸形、肠套叠以及先天性巨结肠。

(二)婴儿

上消化道出血常见原因:吞入母血、反流性食管炎、应激性溃疡、胃炎、出血性疾病以及 Mallory-Weiss 撕裂。下消化道出血常见原因:坏死性小肠结肠炎和细菌性肠炎,影响血运的肠梗阻如肠套叠及肠重复畸形。

(三)儿童

上消化道出血常见原因:细菌性胃肠炎、溃疡病、胃炎、反流性食管炎及 Mallory-Weiss 撕裂。下消化道出血常见原因:肛裂最常见;肠套叠,炎症性肠病、血管畸形、肠血管功能不全、过敏性紫癜、息肉及寄生虫病也不少见。

(四)青少年

上消化道出血常见原因:溃疡病、炎症、食管胃底静脉曲张、反流性食管炎、Mallory-Weiss 撕裂、胆道出血及胰腺炎。下消化道出血常见原因:细菌性肠炎、炎症性肠道疾病、息肉及痔。

三、临床表现

消化道出血的症状与病变的性质、部位、失血量、速度及患者出血前的全身状况有关。

(一)呕血、黑便与便血

呕血代表幽门以上出血,呕血颜色取决于血液是否经过酸性胃液的作用。若出血量大、出血速度快,血液在胃内停留时间短,如食管静脉曲张破裂出血,则呕血多呈暗红色或鲜红色。反之,由于血液经胃酸作用而形成正铁血红素,则呈咖啡色或棕褐色。呕血常伴有黑便,黑便可无呕血。

黑便代表出血来自上消化道或小肠,大便颜色呈黑色、柏油样,黑便颜色受血液在肠道内停留时间长短影响,当出血量较大、出血速度较快及肠蠕动亢进时,粪便可呈暗红色甚至鲜红色,酷似下消化道出血;相反,空、回肠出血,如出血量不多、在肠内停留时间长,也可表现为黑便。

便血是指大便呈鲜红或深红褐色,出血部位多位于结肠,但是在上消化道大量出血时,由于血液有轻泻作用,会缩短排泄时间,使得大便呈鲜红色。

大便性状也受出血量及出血速度的影响,出血量大、出血速度快,大便呈稀糊状;出血量少、出血较慢,则大便成形。

(二)其他表现

其他临床表现因出血量多少、出血部位及出血速度而异。小量出血、出血时间短者可无症状;出血时间长者可有慢性失血性贫血表现,如面色苍白、乏力、头昏及食欲缺乏等;而短期内大量出血可引起低血容量休克,表现有以下几个方面。

1.周围循环障碍

短期内大量出血,可引起循环血量迅速减少、静脉回心血量不足,心排血量减少,表现为头晕、乏力、心悸、出汗、口干、皮肤苍白及湿冷等。

2.发热

引起发热的机制尚不明确,可能是由于肠腔内积血、血红蛋白分解产物吸收、血容量减少、周围循环衰竭等影响体温调节中枢而导致发热。

3.氮质血症

消化道大量出血后,血中尿素氮常升高,首先出现肠原性氮质血症,是由于消化道出血后,血红蛋白在肠道被分解、吸收,引起血尿素氮升高;肠原性氮质血症出现时间早,24～48小时达高峰,3～4天恢复正常;当出血导致周围循环衰竭而使肾血流及肾小球滤过率降低,产生肾前性氮质血症,休克纠正后迅速恢复至正常;休克持久造成肾小管坏死,可引起肾性氮质血症,即使休克纠正,尿素氮仍不下降。

四、诊断

消化道出血的诊断包括定性和定位两方面。

(一)定性

1.确定所见的物质是否为血

服用一些药物(铋剂、活性炭及甘草等)和食物(草莓、甜菜、菠菜、西瓜及西红柿等)均可被误认为有便血或黑粪症。

2.是否为消化道出血

鼻咽部或口腔内咽下的血也可以被误认为消化道出血,阴道出血或血尿也被错认为便血,在诊断前应认真检查上述部位。

(二)定位

消化道出血可由胃肠道本身的疾病引起,也可能是全身性疾病的局部表现。因此,首先要排除全身性疾病,然后鉴别是上消化道还是下消化道出血,鉴别方法如下。

1.临床诊断

可根据病史、临床表现以及粪便特点进行诊断和鉴别诊断。

(1)上消化道出血:既往多有溃疡病、肝胆疾病或呕血史;出血时表现为呕血伴有上腹胀痛、恶心及泛酸;大便多为柏油样便,无血块。

(2)下消化道出血:既往多有下腹痛、排便异常或便血史;出血时表现为便血,无呕血,伴有中下腹不适。大便多为鲜红或暗红色,大便稀,量多时可有血块。

2.辅助检查

活动性出血时,可考虑做下述检查以鉴别。

(1)实验室检查。①鼻胃管抽胃液检查:如胃液为鲜红色或咖啡样多为上消化道出血,清亮有胆汁则多为下消化道出血。②血尿素氮浓度与肌酐浓度比值:无论出血多少,上消化道出血比值比下消化道要高。利用此生化指标可简单区分上、下消化道出血。

(2)急症内镜检查:是指出血后 48 小时内进行,其敏感度和特异度均较高,是上消化道出血的首选诊断方法,多主张在出血 24～48 小时进行。此法不仅能迅速的确定出血部位、明确出血原因,而且能于内镜下进行止血药治疗,如内镜下喷洒去甲肾上腺素及云南白药等。急症内镜检查前应补充血容量,纠正休克,禁食;对于焦虑者,可酌用镇静剂。胃内积血影响窥视时,可将积血吸出,或改变体位以变换血液及血块位置;对于黏附的血块,可灌注冲洗以利病灶暴露,但不必去除黏附血块,以免诱发活动性出血。

(3)放射性核素扫描:主要适用于急症消化道出血的定位诊断和慢性间歇性消化道出血的部位探测。其原理是能将亚锝离子还原成锝离子,还原型锝与血红蛋白的β链牢固结合,使活动性出血时红细胞被标记,在扫描中显示出阳性结果。其优点是灵敏度高、无创伤性、可重复检查以及显像时间可持续 36 小时。缺点是仅能检出何处有血,而不知何处出血,定性及定位的阳性率不高,但可作为选择性腹腔内动脉造影前的初筛检查,以决定首选造影的动脉,如胃十二指肠内发现有标记的红细胞,则可首选腹腔动脉造影。

(4)选择性腹腔内动脉造影。适应证:内镜检查无阳性发现的上消化道出血或内镜检查尚不能达到的病变部位或慢性复发性或隐匿性上消化道出血如憩室炎、血管异常、发育不良或扩张、血管瘤以及动静脉瘘等。腹腔动脉和肠系膜上、下动脉可同时进行造影,只要出血量达到 0.5 mL/min 就可发现出血部位,诊断的准确率可达 70%～95%。其优点是特异度及敏感度高,并可用做治疗手段,如通过动脉插管灌注升压素或栓塞疗法。缺点是费用昂贵,侵入性检查有一定的反指征(如凝血机制不全)及并发症(如出血和栓塞)。

五、治疗

消化道出血治疗原则是:①迅速稳定患儿生命体征;②评估出血的严重程度;③确定出血病灶;④明确出血原因,针对病因治疗;⑤制定特殊治疗方法;⑥外科手术治疗。

(一)迅速稳定患儿生命体征

1.一般急救措施

(1)绝对卧床休息:去枕侧平卧位,保持呼吸道通畅,避免呕血时将血液呛入气管引起窒息,并保持安静。

(2)禁食:禁食时间应到出血停止后 24 小时。

(3)吸氧:大量出血后血压下降,血红蛋白数量减少,其带氧功能下降,给予吸氧以确保贫血情况下机体重要器官的供氧。

(4)严密观察病情:观察患者脉搏、血压、呼吸、体温、尿量、神态变化、肢体温度、皮肤与甲床色泽、周围静脉充盈情况;呕血及黑粪的量、色泽;必要时中心静脉压测定:正常值为 0.59～1.18 kPa(6～12 cmH$_2$O),低于正常者考虑血容量不足,高于正常者则考虑液量过多及心力衰竭;测定血常规、血细胞比容、出凝血时间、凝血酶及凝血酶原时间;肝、肾功能及血电解质测定。

2.积极补充血容量

活动性大出血时,应迅速输血或静脉补液,维持血容量。一般根据估计出血量,首先于半小时内输入生理盐水或 5%葡萄糖生理盐水 20 mL/kg。单纯晶体液,很快转移到血管外,宜适量用胶体液,如全血、血浆或右旋糖酐,常用中分子右旋糖酐,可提高渗透压,扩充血容量,作用较持久,每次 15~20 mL/kg。输血指征:①心率>110 次/分;②红细胞<3×10^{12}/L;③血红蛋白<70 g/L;④收缩压<12.0 kPa(90 mmHg)。肝硬化患者应输入新鲜血,库血含氮量较多,可诱发肝性脑病。门静脉高压的患者,防止输血过急过多,增加门静脉压力,激发再出血。输血及输液量不宜过多,最好根据中心静脉压(central venous pressure,CVP)调整输液速度和量。CVP 能反映血容量和右心功能,CVP<0.5 kPa(4 mmHg),可加速补液,CVP 超过 0.9 kPa(7 mmHg),提示输液量过多,可引起急性肺水肿。另外,排尿量可反映心排血量和组织灌注情况,成人尿量>30 mL/h,说明液体入量已基本满足。

(二)评估出血的严重程度(儿童血容量 80 mL/kg)

1.轻度出血

出血量达血容量的 10%~15%,心率、血压、血红蛋白及红细胞计数和血细胞比容正常。也可表现为脉搏加快,肢端偏凉,血压和脉压降低。

2.中度出血

出血量占血容量的 20%,表现为口渴、脉搏明显加速、肢端凉、尿少、血压及脉压降低。卧位到坐位,脉率增加不低于 20 次/分,血压降低≥1.3 kPa(10 mmHg),有紧急输血指征。

3.重度出血

出血量占血容量的 30%~40%,表现为口渴、烦躁、面色灰、肢凉、发绀、皮肤花纹、脉细速、明显尿少以及血压下降。血红蛋白<70 g/L,红细胞计数<3×10^{12}/L,血细胞比容<30%。

(三)确定出血病灶

根据病史、临床表现、体征及辅助检查可估计出血部位,如呕血并有黄疸、蜘蛛痣、脾大、腹壁静脉曲张和腹水,肝功能异常,蛋白电泳示 γ 球蛋白明显增加,磺溴酞钠实验和吲哚氰绿实验结果较快者,应考虑食管胃底静脉曲张破裂出血,胃镜检查可明确诊断。

(四)确定出血原因,针对病因治疗

如为药物引起的消化道黏膜病变应及时停用药物;维生素 K 缺乏出血症应补充维生素 K;如门脉高压症、溃疡病合并穿孔等应及早手术治疗;血液系统疾病应给予纠正出、凝血障碍机制药,如注射用血凝及冻干凝血酶原复合物。

(五)制定特殊治疗方法

消化道出血分非静脉曲张性出血和静脉曲张性出血两类,根据不同的类别采用不同的治疗方法。

1.非血管源性消化道出血(溃疡性出血)

(1)抑制胃酸分泌:患儿仅有出血而无血流动力学的改变,且出血能自行停止者,只需给予抑酸药。体液及血小板诱导的止血作用只有在 pH＞6.0 时才能发挥,故通过中和胃酸,减少胃酸对血小板止血作用的抑制,能有效地控制消化性溃疡出血。此外控制胃液的酸碱度可以减少氢离子的反弥散和抑制胃蛋白酶的活力,减轻胃黏膜的损害。临床上常用 H_2 受体拮抗剂如西咪替丁每天 25～30 mg/kg,先静脉滴注 2 次/天,2～3 天,病情稳定后改口服,溃疡病连服 6 周,糜烂性胃炎 4 周,溃疡止血率达 86%～90%,应激性溃疡和胃黏膜糜烂止血有效率为 75%;或雷尼替丁每天 6～7.5 mg/kg,法莫替丁 0.8～1.0 mg/kg。质子泵抑制剂如奥美拉唑每天 0.8～1 mg/kg,静脉注射,或 0.6～0.8 mg/kg,清晨顿服,疗程为 4 周。

(2)内镜治疗:当患儿有急性、持续性或再发性出血,存在血流动力学改变,以及病因不明时应做内镜治疗。指征:溃疡病灶中有活动性出血,血凝块黏附或有裸露血管;如溃疡底清洁、血痂平坦,则不急于内镜下治疗。方法:局部喷洒止血药物、局部注射、电凝和热凝止血。局部喷洒去甲肾上腺素,机制是使局部管壁痉挛,出血面周围血管收缩,以及促进血液凝固;注射治疗是通过血管旁注入肾上腺素或硬化剂,使组织发生水肿、压迫出血血管而止血;热凝止血治疗的原理是利用产生的热量使组织蛋白凝固而止血。此外,还有激光光凝止血及微波止血。

(3)血管栓塞治疗:当选择性动脉造影确诊后,导管可经动脉注入人工栓子以栓塞血管达到止血目的,如对十二指肠球部溃疡出血选择栓塞十二指肠上动脉,常可使出血停止,止血成功率为 65%～75%。但动脉栓塞止血有时会造成供血器官梗死甚至坏死的严重后果,故应严格掌握指征。

2.血管源性消化道出血

(1)降低门脉压的药物:此类药物通过降低门脉压,使出血处血流量减少,为凝血过程创造了良好的条件而止血。降低门脉压的药物主要分为两大类。

血管收缩剂:血管升压素及其衍生物。能收缩内脏小动脉和毛细血管前括约肌使内脏血流量减少,从而降低门脉系统压力及曲张静脉压力;用于门脉高压、食管胃底静脉曲张破裂出血。成人常用量 0.2 U/min,静脉滴注,无效时加至0.4～0.6 U/min,剂量超过 0.8 U/min 时,疗效不再增加而不良反应随之递增。一般不必用首次冲击量,止血后以 0.1 U/min 维持 12 小时后停药。不良反应为血压升高、心绞痛、心律失常、腹痛、呕吐、便意频繁,甚至并发肠缺血坏死,加重肝肾功能损害等。为减少不良反应,可与硝酸甘油合用。

生长抑素及其衍生物:具有抑致胃酸和胃蛋白酶分泌、减少门脉主干血流量、保护胃黏膜细胞作用,对于上消化道出血,尤其是食管静脉曲张破裂出血是一种有效、安全的药物。常用有两种:施他宁 5 μg/kg＋生理盐水 5 mL,静脉慢推 3～5 分钟,或立即以 5 μg/(kg·h)的速度连续静脉滴注(成人 3 000 μg＋5％葡萄糖 500 mL 静脉滴注维持 12 小时),止血后应继续治疗 24～48 小时,以防再出血;成人奥曲肽每次 0.1 mg,静脉或皮下注射,3 次/天,或 0.1 mg 首次静脉推注,然后 0.3 mg 静脉滴注,25 μg/h,维持 12 小时。儿童按体重计算药量。不良反应:轻微,偶有心悸、头晕、恶心及大便次数增多等,减慢推注速度或停止推注后症状消失。

血管扩张剂:硝酸甘油通常与垂体后叶素联合应用,能扩张动脉及静脉,降低心脏前后负荷,使门脉血流量减少,门脉压力下降。酚妥拉明为 α-肾上腺素受体阻滞剂,可直接作用于肝脏门脉血管系的 $α_1$ 受体,使门脉血管扩张,门脉压力下降。

(2)内镜治疗:包括注射硬化剂治疗和静脉曲张套扎术。

硬化剂治疗是目前已建立的最好的治疗食管静脉曲张破裂出血治疗方法,该方法的安全性及有效性已被证实,且费用低廉,适用范围广,操作简单。它通过经静脉内或静脉旁注入硬化剂或血管收缩剂,使组织发生水肿、压迫出血血管,导致血管壁增厚,周围组织凝固坏死及曲张静脉栓塞、纤维组织增生而止血。目前常用的硬化剂有 5％鱼肝油酸钠、1％～2％乙氧硬化醇及无水乙醇等。并发症:胸痛、低热、注射部位出血、食管溃疡及食管狭窄等。

静脉曲张套扎术是用于治疗食管静脉曲张的新型内镜治疗方法。这种技术与痔的结扎方法相似。操作时,将曲张静脉吸入内镜前端弹性带装置内,通过活检通道拉紧绊线,将系带拉脱结扎于曲张静脉根部。优点:并发症少,使曲张静脉消失所需的治疗次数减少。缺点:操作烦琐且不易掌握。

（3）三腔双囊管压迫止血是目前治疗食管胃底静脉曲张破裂出血最有效的止血方法之一，主要用于内科药物治疗失败或无手术指征者。通常在放置三腔双囊管后 48 小时内行静脉套扎或硬化剂治疗。并发症有吸入性肺炎，甚至食管破裂、窒息。

(六)外科手术治疗

消化道出血的患儿，应尽可能采用保守治疗。紧急手术病死率高，必须慎重。指征为：①经内科药物治疗及内镜治疗 24 小时出血不止者；②呕血或便血较重，同时伴低血压再出血者；③出血量较多，达血容量的 25％以上，内科综合抢救措施无效时；④胃肠道坏死、穿孔、绞窄性梗阻、重复畸形及梅克尔憩室。

第四节　炎症性肠病

炎症性肠病(inflammatory bowel disease，IBD)是指原因不明的一组非特异性慢性胃肠道炎症性疾病，包括溃疡性结肠炎(ulcerative colitis，UC)、克罗恩病(Crohn disease，CD)和未定型结肠炎(indeterminate colitis，IC)。近年来，儿童炎症性肠病发病率呈上升趋势，严重影响着患儿的生长发育和生活质量。IBD特别是 CD 多在青少年期起病，据统计有 20％～30％IBD 在儿童期就被诊断出来。儿童炎症性肠病患者的临床表现多以初发型为主，发病年龄越小，症状越严重。

一、病因和发病机制

IBD 病因与发病机制至今仍未完全明确，但公认是遗传、环境及免疫等多种因素综合作用的结果。目前认为其发病机制是由大量肠道细菌诱发的过度肠黏膜免疫反应，在具有遗传易感性的人群中导致肠黏膜损伤。

(一)遗传因素

流行病学资料表明，本病发病呈明显种族差异和家族聚集性。不同种族人群中 IBD 发病率存在较大差异，其中白种人发病率最高，其次为美洲黑人，亚洲人种发病率最低。随着免疫学、遗传学、分子生物学的迅速发展，特别是全基因组关联研究、基因芯片等技术的应用，目前已经发现多达 40 个基因位点与 CD

易感性有关,至少 17 个基因位点与 UC 易感性有关。

(二)环境因素

工业化国家儿童 IBD 的发病率高于非工业化国家,城市儿童的发病率高于农村和山区儿童,迁居欧美的亚洲移民及其后代的 IBD 易感性明显增加,提示各种环境因素如感染、吸烟、饮食、肠道菌群、居住地气候等均可能参与了 IBD 的发病。

(三)免疫因素

肠黏膜上皮细胞、基质细胞、肥大细胞、内皮细胞等与免疫细胞间相互作用,调节肠黏膜免疫的动态平衡,维持肠黏膜结构的稳定。上述的相互作用失调,即可造成组织损伤和慢性炎症,导致 IBD 发生。中性粒细胞、巨噬细胞、T 淋巴细胞和 B 淋巴细胞等免疫细胞释放的抗体、细胞因子和炎症介质均可引起组织破坏和炎性病变。

二、病理

溃疡性结肠炎主要累及结肠及直肠,偶尔累及回肠末端,亦可能累及阑尾,极少累及上消化道,病变呈弥漫性、连续性分布,多位于黏膜层,浆膜层无明显异常。镜下为非特异性炎症,多局限于黏膜层及黏膜下层,固有层内可见淋巴细胞、浆细胞、单核细胞浸润,急性期常伴有多量中性粒细胞及嗜酸性粒细胞浸润。腺体破坏是该病的重要特征,肠黏膜隐窝处多见隐窝脓肿形成,腺体上皮细胞坏死、腺体破坏,同时杯状细胞减少,潘氏细胞化生,腺上皮增生,核分裂增多。

克罗恩病可侵犯整个消化道,最常累及末端回肠,病变呈节段性分布。镜下可见单核细胞、浆细胞、嗜酸性粒细胞、肥大细胞、中性粒细胞等急、慢性炎症细胞浸润肠壁全层,有时形成裂隙样溃疡,上皮样细胞及多核巨细胞形成非干酪样坏死性肉芽肿,黏膜下层水肿,淋巴管、血管扩张,部分血管周围可见粗大、扭曲的神经纤维,神经节细胞增生,伴有纤维组织增生。

三、临床表现

UC 和 CD 共同临床特征:两者多呈亚急性或慢性起病,也有部分以急性暴发型起病者。均可表现有腹胀、腹痛、腹泻;大便呈黏液稀便、黏膜脓便或脓血便,甚至血水样便,可伴有里急后重。可以有不同程度发热及各种肠外表现,如关节炎、强直性脊柱炎、皮疹、虹膜睫状体炎等。病程较长或反复发作对患儿营养和生长发育造成很大影响。两者都可能有肠出血、肠狭窄、肠梗阻、肠穿孔等并发症。

UC 和 CD 的不同临床特点:CD 患儿因常累及回盲部,腹痛多在右下腹,多表现为绞痛或痉挛性锐痛,呈阵发性发作,绞痛多发生在餐后。可以出现便秘与腹泻交替现象。因为累及小肠的消化和吸收功能,对生长发育影响更明显。早期病例容易误诊为阑尾炎,迁慢过程又容易误诊为肠结核。与成人不同,儿童CD 患者因病程短,很少有腹部包块形成,但可有肛周病变,包括肛门直肠周围瘘管、脓肿形成、肛裂及皮赘等病变。UC 患儿的肠道损害多先出现在远端结肠和乙状结肠,因此腹痛多在左下腹,以持续性隐痛或钝痛为主要特征,腹泻后腹痛可缓解。大便多呈黏液或脓血,甚至血水样便,伴里急后重多见,容易误诊为痢疾或感染性结肠炎。

四、辅助检查

(一)实验室检查

实验室检查包括全血细胞计数、血沉、C 反应蛋白、人血白蛋白等。活动期白细胞计数可升高,C 反应蛋白可升高,血沉可加快。严重或病情持续病例人血白蛋白下降。粪便常规与培养对非 IBD 的肠道感染可起鉴别作用。血清标志物:抗中性粒细胞胞质抗体(antineutrophil cytoplasmic antibody,ANCA)和抗酿酒酵母抗体分别为 UC 和 CD 的相对特异性抗体,有助于 UC 和 CD 的诊断和鉴别诊断。

(二)胃肠道内镜检查

疑似 IBD 患儿就诊时均应完善全面的内镜检查及活检,包括食管镜、胃十二指肠镜和结肠镜检查。小肠镜检查对发生在小肠的 CD 有独特的诊断价值。

(三)X 线钡剂灌肠检查

胃肠钡剂造影和气钡双重造影可显示 IBD 病变以及肠管的狭窄、僵硬和内瘘。CD 时可见黏膜呈鹅卵石样改变、溃疡、小肠袢分离、病变呈跳跃性节段性分布。

(四)腹部 CT 扫描

腹部 CT 扫描可以发现节段性肠壁增厚(肠壁>3 mm);肠壁强化显示为多层,或肠壁分为两层伴有显著黏膜强化和黏膜下低密度现象;肠系膜血管呈扭曲,扩张,增多;肠系膜淋巴结肿大;并发症如瘘管、窦道、脓肿、肠穿孔、狭窄等。

(五)MRI 或 MRI 双重造影

MRI 或 MRI 双重造影是以气体和等渗液体扩张肠道,并静脉注射钆剂增强,使肠腔内、肠壁和肠腔外的结构得以显示。MRI 具有极好的对比、多平面成像和无辐射的特点,在儿童 CD 的诊断中得到越来越多的应用。

五、诊断和鉴别诊断

对于腹痛、腹泻、便血和体重减轻等症状持续 4 周以上或 6 个月内类似症状反复发作 2 次以上的患儿,临床上应高度怀疑 IBD,结合患儿的肠外表现、实验室检查、内镜检查、病理检查、影像学检查等做出诊断。由于本病治疗上的特殊性,需与下述疾病相鉴别。

(一)肠结核

回盲部肠结核与克罗恩病鉴别相当困难。肠镜下两病无特征性区别,一般来说,纵行溃疡多见于克罗恩病,而横向溃疡多见于肠结核。肠结核不常见瘘管及肛周病变。对鉴别有困难者,建议先行诊断性抗结核治疗。

(二)急性阑尾炎

起病急,病史短,腹泻少见,常有转移性右下腹痛,白细胞计数增高更为显著。

(三)其他

如慢性细菌性痢疾、阿米巴肠炎、出血坏死性肠炎、腹型过敏性紫癜、白塞病、肠道淋巴瘤等,在鉴别诊断中亦需考虑。

六、治疗

儿童 IBD 治疗目标与成人一致:诱导并维持临床缓解及黏膜愈合,防治并发症,改善患儿生存质量,并尽可能减少对患儿生长发育的不良影响。

(一)营养支持

IBD 患儿的发病高峰年龄是儿童生长发育的关键时期,除了生长发育对营养物质的需求量增加之外,IBD 患儿常有食欲下降、营养物质吸收障碍和丢失增多等现象,营养治疗是 IBD 治疗的重要措施之一。在轻中度儿童 CD 的诱导缓解中,尤其要强调营养治疗的重要性。有研究显示全肠内营养甚至可以取代激素治疗用于 CD 的诱导缓解。

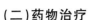

(二)药物治疗

1.氨基水杨酸类药物

5-氨基水杨酸(5-ASA)是临床治疗 IBD 并预防其复发的最常用药物之一,具有抑制局部炎症、清除自由基和抑制免疫反应等作用。儿童 5-ASA 常用剂量:艾迪莎(美沙拉嗪缓释颗粒剂)每天 20～30 mg/kg,分 2～3 次服用;颇得斯安(由乙基纤维素制成包被的美沙拉嗪控释微小胶囊剂)每天 30～50 mg/kg,分 2～3 次服用;安萨科(Eudragit-S 包裹的美沙拉嗪制剂)每天 30～50 mg/kg,分 2～3 次使用。5-ASA 口服和(或)直肠给药,是目前轻中度 UC 患者诱导缓解以及维持治疗的一线药物。5-ASA 用于 CD 患儿的诱导及缓解治疗尚存争议。目前认为,对于儿童轻度或轻中度回肠 CD、回结肠 CD 及结肠 CD 的患者可选择5-ASA,剂量与 UC 患儿相同。

2.糖皮质激素

糖皮质激素可以通过降低毛细血管通透性,稳定细胞膜,减少白三烯、前列腺素及血栓素等炎症因子的释放,抑制炎症反应,从而缓解临床症状,有效控制急性活动性炎症。一般适用于 IBD 急性发作期且足量 5-ASA 治疗无效时,通常不用于维持缓解治疗。儿童泼尼松口服从高剂量每天 40～60 mg 开始,症状改善后,逐渐减少用量,直到彻底停药。其他还可采用氢化可的松每天 10 mg/kg或甲泼尼龙每天 1～1.5 mg/kg 静脉给予。IBD 患儿不宜长期接受糖皮质激素治疗,部分患儿对激素有依赖性,逐渐减量时,有些患儿的症状会复发,尤其是发病年龄早的患儿。

3.免疫调节剂

临床常用硫代嘌呤包括 6-巯基嘌呤(6-MP),硫唑嘌呤(AZA),甲氨蝶呤,钙依赖磷酸酶抑制剂(环孢素用于 UC,他克莫司用于 CD)等。硫唑嘌呤能减少CD 患者术后临床和内镜检查复发,但起效较慢,不作为急性治疗用药,初次给药3 个月左右见效。因此中重度 CD 患儿治疗早期即应考虑该药的应用。硫唑嘌呤和甲氨蝶呤适用于以下情况。

(1)氨基水杨酸类药物难以维持缓解时。

(2)氨基水杨酸及激素类药物治疗无效或效果不佳。

(3)CD 复发激素治疗后替代用药,用于激素依赖病例的维持缓解及激素撤药。

(4)减轻或消除 IBD 激素依赖。

(5)瘘管治疗首选。

AZA 剂量为 1.5～2.0 mg/(kg·d),6-MP 剂量为 0.75～1.50 mg/(kg·d)。常见的不良反应有骨髓抑制、肝功能损害和胰腺炎等。所以初次用药一般从 1/3 或半量开始,4 周左右逐渐增加到足剂量,期间需监测血常规和肝功能。

4.生物治疗

研究认为 IBD 患者 TNF-α 表达水平增高在疾病过程中起重要作用,故针对 TNF-α 表达过程的生物治疗,如英夫利昔单抗(IFX)(肿瘤坏死因子单克隆抗体)已应用于临床,其效果已获得大量临床研究证实,认为是目前诱导和维持缓解 CD 最有效的药物。IFX 适用于以下情况。

(1)常规糖皮质激素或免疫抑制药物治疗无效的中重度活动性 CD 或 UC 患者。

(2)传统治疗如抗生素、外科引流和(或)免疫抑制药物治疗无效的瘘管型 CD 患者。

5.抗生素

甲硝唑和环丙沙星为 CD 治疗中最常用的抗生素。有严重感染者(并发有腹腔、盆腔脓肿)应给予广谱抗生素积极抗感染治疗。甲硝唑用法:15 mg/(kg·d),每天 2 次;环丙沙星用法:20 mg/(kg·d),每天 2 次,最大剂量 400 mg/d。

6.其他

其他还有将益生菌、沙利度胺等用于本病治疗的报道。沙利度胺(反应停)具有免疫抑制和免疫刺激的双重作用,能抑制单核细胞产生 TNF-α 及 IL-12,改变黏附分子的水平,从而影响炎症组织的自细胞外渗并抑制炎性反应,此外还具有抗血管生成及抑制氧自由基等作用。

(三)手术治疗

1.急诊手术

当 IBD 患儿出现危及生命的并发症,如肠穿孔、顽固性出血或中毒性巨结肠,而药物治疗无效者应及时手术。

2.择期手术

内科治疗后症状顽固不缓解、长期药物治疗不能耐受者或者出现难治性瘘管和窦道等情况时,可采用手术治疗。

第四章　儿科常见呼吸系统疾病

第一节　支原体肺炎

支原体肺炎由肺炎支原体引起,多见于儿童和青少年,但近年来发现婴幼儿也并非少见。全年均可发病,以秋、冬季多见。

一、病因

该病病原体为肺炎支原体,它是介于细菌和病毒之间的一种微生物,能在细胞外独立生活,具有 RNA 和 DNA,但没有细胞壁。

二、临床表现

潜伏期一般为 2~3 周。一般起病较缓慢,但亦有急性起病者。患儿常有发热、畏寒、头痛、咽痛、咳嗽、全身不适、疲乏、食欲缺乏、恶心、呕吐、腹泻等症状,但鼻部卡他症状少见。体温多数在 39 ℃左右,热型不定。咳嗽多较严重,初为干咳,很快转为顽固性剧咳,有时表现为百日咳样咳嗽,咳少量黏痰,偶见痰中带血丝或血块。婴幼儿可表现为憋气,年长儿可感到胸闷、胸痛。年长患儿肺部常无阳性体征,这是本病的特点之一。少数病例呼吸音减弱,有干湿啰音,这些体征常在 X 线改变之后出现。此外,可发生肺脓疡、胸膜炎、肺不张、支气管扩张、弥漫性间质性肺纤维化等。本病尚可并发神经系统、血液系统、心血管系统、皮肤、肌肉和关节等肺外并发症,如脑膜脑炎、神经根神经炎、心肌炎、心包炎、肾炎、血小板计数减少、溶血性贫血、噬血细胞综合征及皮疹,尤其是 Stevens-Johnson 综合征。多发生在呼吸道症状出现后 10 天左右。

三、实验室检查

胸部 X 线多表现为单侧病变,大多数侵犯下叶,以右下叶为多,常呈淡薄片状或云雾状浸润,从肺门延伸至肺野,呈支气管肺炎的改变。少数呈均匀的实变阴影,类似大叶性肺炎。有时双肺野可见弥漫性网状或结节样浸润阴影,呈间质性肺炎的改变。大部分患儿有肺门淋巴结肿大或肺门阴影增宽,有时伴胸腔积液。肺部 X 线变化较快也是其特点之一。

外周血白细胞计数大多正常,但也有白细胞计数减少或偏高者。血沉轻中度增快。抗"O"抗体滴度正常。部分患儿血清转氨酶、乳酸脱氢酶、碱性磷酸酶增高。早期患儿可用聚合酶链反应(polymerase chain reaction,PCR)法检测患儿痰等分泌物中肺炎支原体-DNA,亦可从痰、鼻分泌物、咽拭子中分离培养出肺炎支原体。血清抗体可通过补体结合试验、间接血细胞凝集试验、酶联免疫吸附试验、间接免疫荧光试验等方法测定,或通过检测抗原得到早期诊断。冷凝集试验>1:32 可作为临床诊断的参考。

四、诊断与鉴别诊断

根据以下临床特征可初步诊断:①多发年龄在 5~18 岁;②咳嗽突出而持久;③肺部体征少而 X 线改变出现早且严重;④用青霉素无效,红霉素治疗效果好;⑤外周血白细胞计数正常或升高;⑥血清冷凝集阳性。确诊必须靠呼吸道分泌物中检出肺炎支原体及特异性抗体 IgM 检查阳性。早期诊断法有酶联免疫吸附试验法、单克隆抗体法检测肺炎支原体抗原,特异 IgM 及聚合酶链反应法检测 DNA 等。

五、治疗

首选大环内酯类抗生素如红霉素,疗程一般较长,不少于 2 周,停药过早易于复发。近年来研究表明新合成的大环内酯类抗生素如阿奇霉素、克拉霉素等具有与红霉素同等的抗菌活性,而且耐受性较好。

对难治性患儿应关注并发症如胸腔积液、阻塞性甚至坏死性肺炎的可能,及时进行胸腔穿刺或胸腔闭锁引流,必要时进行纤维支气管镜下支气管灌洗治疗。近年来有人认为重症肺炎支原体肺炎的发病可能与人体免疫反应有关,因此对急性期病情较重者,或肺部病变迁延而出现肺不张、肺间质纤维化、支气管扩张者,或有肺外并发症者,可应用肾上腺皮质激素口服或静脉用药,一般疗程为3~5 天。

第二节 支气管肺炎

一、病因

凡能引起上呼吸道感染的病原均可诱发支气管肺炎,但以细菌和病毒为主,其中肺炎链球菌、流感嗜血杆菌、呼吸道合胞病毒最为常见。20世纪90年代以后,美国等发达国家普遍接种b型流感嗜血杆菌疫苗,因而因流感嗜血杆菌所致肺炎已明显减少。

二、发病机制

由于气道和肺泡壁的充血、水肿和渗出,导致气道阻塞和呼吸膜增厚,甚至肺泡填塞或萎陷,引起低氧血症和(或)高碳酸血症,发生呼吸衰竭,并引起其他系统的广泛损害,如心力衰竭、脑水肿、中毒性脑病、中毒性肠麻痹、消化道出血、稀释性低钠血症、呼吸性酸中毒和代谢性酸中毒等。一般认为,中毒性心肌炎和肺动脉高压是诱发心力衰竭的主要原因。但近年来有研究认为,肺炎患儿并无心肌收缩力的下降,而血管紧张素Ⅱ水平的升高、心脏后负荷的增加可能起重要作用。重症肺炎合并不适当抗利尿激素分泌综合征亦可引起非心源性循环充血症状。

三、临床表现

典型肺炎的临床表现。①发热:热型不定,多为不规则发热,新生儿可不发热或体温不升;②咳嗽:早期为干咳,极期咳嗽可减少,恢复期咳嗽增多、有痰,新生儿、早产儿可无咳嗽,仅表现为口吐白沫等;③气促:多发生于发热、咳嗽之后,呼吸频率加快(2个月龄内>60次/分,2~12个月>50次/分,1~4岁>40次/分),重症者可出现发绀;④呼吸困难:鼻翼翕动,重者呈点头状呼吸、三凹征、呼气时间延长等;⑤肺部固定细湿啰音:早期可不明显或仅呼吸音粗糙,以后可闻及固定的中、细湿啰音,叩诊正常;但当病灶融合扩大累及部分或整个肺叶时,可出现相应的肺实变体征。

重症肺炎:除呼吸系统严重受累外,还可累及循环、神经和消化等系统,出现相应的临床表现。

(一)呼吸系统

早期表现与肺炎相同,一旦出现呼吸频率减慢或神经系统症状应考虑呼吸衰竭可能,及时进行血气分析。

(二)循环系统

常见心力衰竭,表现为:①呼吸频率突然加快,超过 60 次/分;②心率突然加快,>180 次/分;③骤发极度烦躁不安,明显发绀,面色发灰,指(趾)甲微血管充盈时间延长;④心音低钝,奔马律,颈静脉怒张;⑤肝脏迅速增大;⑥少尿或无尿、颜面眼睑或双下肢水肿。以上表现不能用其他原因解释者即应考虑心力衰竭。

(三)神经系统

轻度缺氧表现为烦躁、嗜睡;脑水肿时出现意识障碍、惊厥、呼吸不规则、前囟隆起、脑膜刺激征等,但脑脊液化验基本正常。

(四)消化系统

轻症肺炎常有食欲缺乏、呕吐、腹泻等;重症可引起麻痹性肠梗阻,表现腹胀、肠鸣音消失,腹胀严重时可加重呼吸困难。消化道出血时可呕吐咖啡渣样物,大便隐血阳性或排柏油样便。

四、辅助检查

(一)特异性病原学检查

病毒性肺炎早期尤其是病程在 5 天以内者,可采集鼻咽部吸出物或痰(脱落上皮细胞),进行病毒抗原或核酸检测。病程相对较长的患儿则以采集血液标本进行血清学检查为宜。病毒分离与急性期、恢复期双份血清抗体测定是诊断病毒感染最可靠的依据,但因费时费力,无法应用于临床。目前大多通过测定鼻咽部脱落细胞中病毒抗原、DNA 或 RNA 或测定其血清特异 IgM 进行早期快速诊断。

肺炎患儿的细菌学检查则较为困难。由于咽部存在着大量的正常菌群,而下呼吸道标本的取出不可避免地会受到其污染,因而呼吸道分泌物培养结果仅供参考。血液和胸腔积液培养阳性率甚低。通过纤维支气管镜取材尤其是保护性毛刷的应用,可使污染率降低至 2% 以下,有较好的应用前景。肺穿刺培养是诊断细菌性肺炎的"金标准",但患儿和医师均不易接受。最近 Vuori Holopainen 对肺穿刺进行了综述评价,认为该技术有着其他方法无法比拟的优点,而且引起的气胸常无症状,可自然恢复,在某些机构仍可考虑使用。

支原体的检测与病毒相似。早期可直接采集咽拭子标本进行支原体抗原或

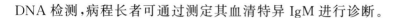

DNA 检测,病程长者可通过测定其血清特异 IgM 进行诊断。

(二)非特异性病原学检查

如外周血白细胞计数和分类计数、血白细胞碱性磷酸酶积分、四唑氮蓝试验等,对判断细菌或病毒可能有一定的参考价值。细菌感染以上指标大多增高,而病毒感染多数正常。支原体感染者外周血白细胞总数大多正常或偏高,分类以中性粒细胞为主。血 C 反应蛋白、前降钙素、白细胞介素-6 等指标,细菌感染时大多增高,而病毒感染大多正常,但两者之间有较大重叠,鉴别价值不大。如以上指标显著增高,则强烈提示细菌感染。血冷凝集素试验>1∶32 对支原体肺炎有辅助诊断价值,但是不能作为确诊支原体感染的依据。

(三)血气分析

对肺炎患儿的严重度评价、预后判断及指导治疗具有重要意义。

(四)影像学检查

早期见肺纹理增粗,以后出现小斑片状阴影,以双肺下野、中内带及心隔区居多,并可伴有肺不张或肺气肿。斑片状阴影亦可融合成大片,甚至波及整个节段。

五、并发症

若延误诊断或病原体致病力强者(如金黄色葡萄球菌感染)可引起并发症。如在肺炎治疗过程中,中毒症状或呼吸困难突然加重,体温持续不退或退而复升,均应考虑有并发症的可能,如脓胸、脓气胸、肺大疱等。支原体肺炎患儿可由于病原体本身直接侵犯或变态反应引起肺外损害,如心肌炎、心包炎、溶血性贫血、血小板计数减少、脑膜炎、吉兰-巴雷综合征、肝炎、胰腺炎、脾大、消化道出血、各型皮疹、肾炎、血尿、蛋白尿等。

六、诊断与鉴别诊断

根据典型临床症状,结合胸部 X 线所见,诊断多不困难。但需要与肺结核、支气管异物、哮喘伴感染相鉴别,同时应对其严重度、有无并发症和可能的病原菌做出评价。

七、治疗

(一)一般治疗

保持室内空气新鲜,并保持适当的室温(18～20 ℃)及相对湿度(60% 左右)。保持呼吸道通畅,经常翻身更换体位,利于排痰。不同病原体肺炎宜分室居住,以免交叉感染。供给充足水分,宜给热量高、富含维生素并易于消化吸收的食物。少量多餐,重症不能进食者给予静脉营养。合并佝偻病者应注意补充维生素 D 和钙剂,伴维生素 A 缺乏症或麻疹肺炎,应给予维生素 A 治疗。

(二)病因治疗

绝大多数重症肺炎由细菌感染引起,或混合感染,需采用抗生素治疗。使用原则:①根据病原菌选用敏感药物。肺炎链球菌感染首选青霉素 G,青霉素耐药者可选用头孢曲松等第三代头孢霉素类或万古霉素;金黄色葡萄球菌感染首选苯唑西林,耐药者用万古霉素;支原体、衣原体和军团菌感染首选大环内酯类抗生素。②早期治疗。③联合用药。④选用渗入下呼吸道浓度高的药。⑤足量、足疗程,重症宜经静脉途径给药。用药时间应持续至体温正常后 5~7 天,临床症状基本消失后 3 天。支原体肺炎至少用药 2~3 周,以免复发。金黄色葡萄球菌肺炎比较顽固,易于复发及产生并发症,疗程宜长,一般于体温正常后继续用药 2 周,总疗程为 6 周。

针对流感病毒感染可选用奥司他韦、金刚烷胺等,巨细胞病毒感染选用更昔洛韦,呼吸道合胞病毒感染可雾化吸入利巴韦林。其他病毒感染尚缺乏明确有效的药物。

(三)对症及支持疗法

1.氧疗

凡具有明显低氧血症、$PaO_2 < 8.0$ kPa(60 mmHg)者,或临床上有呼吸困难、喘憋、口周围发绀、面色苍灰等缺氧指征者应立即吸氧。一般采取鼻导管给氧,氧流量为 0.5~1 L/min;氧浓度不超过 40%。保持血氧浓度 10.7 kPa(80 mmHg)左右为宜。氧气应湿化,以免损伤气道纤毛上皮细胞和痰液变黏稠。缺氧明显者可用面罩给氧,氧流量 2~4 L/min,氧浓度为 50%~60%。若出现呼吸衰竭,则应使用人工呼吸器。

2.保持呼吸道通畅

保持呼吸道通畅包括:①保证足够液体量的摄入,以免痰液黏稠;②雾化吸入药物,裂解黏蛋白;③口服或静脉应用祛痰剂;④喘憋严重者可选用支气管解痉剂;⑤胸部物理治疗包括体位引流、震荡、拍背、吸痰。

3.心力衰竭的治疗

心力衰竭的治疗包括:①给氧。②镇静。③增强心肌的收缩力常用洋地黄类强心药。心力衰竭严重者或伴有先天性心脏病者,宜先用毛花苷 C 饱和,量为

0.02～0.04 mg/kg,首剂给总量的 1/3～1/2,余量分 2 次,每隔 4～6 小时给予。洋地黄化后 12 小时可开始给予维持量,常用地高辛口服。维持量的疗程视病情而定。心力衰竭较轻者可用毒毛花苷 K,每次 0.007～0.010 mg/kg。④利尿:常用呋塞米每次 1 mg/kg。⑤血管活性药物:常用酚妥拉明或卡托普利等。⑥限制液体总量和输入速度。

4.腹胀的治疗

伴低钾血症者应及时补钾。如是中毒性肠麻痹,应禁食、胃肠减压、皮下注射新斯的明,每次 0.04 mg/kg;亦可联用酚妥拉明 0.5 mg/kg 及间羟胺(阿拉明)0.25 mg/kg,加入 10%葡萄糖注射液 20～30 mL 中静脉滴注,1 小时后可重复应用,一般 2～4 次可缓解。

5.激素疗法

中毒症状明显或喘憋较重者,可用甲泼尼龙 1～2 mg/kg、氢化可的松 4～8 mg/kg 或地塞米松每次 0.2～0.4 mg/kg,每天 1～3 次,一般用 3～5 天,病情改善后停药。

6.液体疗法

肺炎患者常有水、钠潴留趋势,故液体量及钠盐均应适当限制。如伴有严重呕吐腹泻,应根据血清钾、钠、氯及血气分析测定结果给予补液。单纯呼吸性酸中毒的治疗以改善通气功能为主,但当血 pH<7.20,已失代偿并合并代谢性酸中毒时,可给予 5%碳酸氢钠,每次 2～3 mL/kg,适当稀释后静脉输入。所需碱性液体量最好根据血气分析结果进行调整。必须指出,在通气未改善前使用碳酸氢钠,有加重二氧化碳潴留的可能,因此保证充分通气和氧合是应用碳酸氢钠纠正酸中毒不可忽视的前提。

7.其他

病情较重、病程较久、体弱、营养不良者可酌情应用丙种球蛋白、胸腺素等免疫调节剂,以提高机体抵抗力。肺部理疗有促进炎症消散的作用;适当补充维生素 C、维生素 E 等氧自由基清除剂,可促进疾病康复。

八、预防

为预防肺炎,应着重注意下列措施。

(一)加强护理和体格锻炼

防止佝偻病及营养不良是预防重症肺炎的关键。提倡母乳喂养,及时增添辅食,培养良好的饮食及卫生习惯,多晒太阳。从小锻炼体格,提高机体耐寒能力。室温不宜过高或过低。随气候变化适当增减衣服。

(二)尽可能避免接触呼吸道感染的患者

对免疫缺陷性疾病或应用免疫抑制剂的婴儿更要注意。

(三)预防并发症和继发感染

积极治疗小儿上呼吸道感染、气管炎等疾病。已患肺炎的婴幼儿,应积极预防可能发生的严重并发症,如脓胸、脓气胸等。病房应注意空气消毒,预防交叉感染。

(四)接种疫苗

Hib 疫苗的广泛接种,可有效预防 Hib 所致肺炎。肺炎链球菌多糖疫苗对健康儿童可有效地预防侵袭性肺炎链球菌感染,但在婴儿缺乏免疫性。结合疫苗突破了传统肺炎链球菌多糖疫苗的局限性,可以满足 2 岁以下儿童免疫预防的需要。肺炎支原体灭活疫苗及减毒活疫苗的应用正处于研究阶段。

(五)药物性预防

在高危人群中应用红霉素预防肺炎支原体、百日咳等的感染。

第三节　支气管哮喘

支气管哮喘是儿科常见的呼吸道疾病之一,我国儿童哮喘患病率为 0.5%～2%,个别地区高达 5%,哮喘的患病率仍呈上升趋势。支气管哮喘是由多种细胞,包括炎性细胞(嗜酸性粒细胞、肥大细胞、T 淋巴细胞、中性粒细胞等)、气道结构细胞(气道平滑肌细胞和上皮细胞等)和细胞组分参与的气道慢性炎症性疾病。这种慢性炎症导致易感个体气道反应性增高,当接触物理、化学、生物等诱发因素时,发生广泛多变的可逆性气流受限,从而引起反复发作的、可逆的喘息、咳嗽、气促、胸闷等症状。但儿童哮喘在不同年龄具有不同的病因、发病机制,甚至有不同的病理特征,在疾病治疗和预后方面也存在很大的不同。

一、病因及发病机制

(一)5 岁以下儿童喘息

5 岁以下儿童易患喘息性疾病,但其喘息发作的病因、发病机制与自然病程具有很大的不同。根据起病年龄及预后可以将5岁以下儿童喘息分成3种临床表型,其病因也有明显的不同。

1.早期一过性喘息

多见于早产和父母吸烟者,喘息主要是由于环境因素、宫内发育异常或感染导致肺发育延迟所致,年龄的增长使肺的发育逐渐成熟,大多数患儿在出生后3岁之内喘息逐渐消失。

2.早期起病的持续性喘息(指3岁前起病)

主要表现为与急性呼吸道病毒感染(<2岁的儿童通常为呼吸道合胞病毒感染,2岁以上的儿童与鼻病毒等其他病毒感染有关)相关的反复喘息,本人无特殊症状表现,也无家族过敏性疾病史。其原因可能是病毒感染导致的一过性气道反应性增高,随着年龄增大,呼吸道病毒感染减少,症状逐渐减轻,喘息症状一般持续至学龄期,部分患儿在12岁时仍然有症状。

3.迟发性喘息/哮喘

这些儿童有典型的特应症背景,往往伴有湿疹,哮喘症状常迁延持续至成人期,气道有典型的哮喘病理特征。

(二)儿童哮喘

60%～80%的5岁以上儿童哮喘与呼吸道过敏有关,气道有大量嗜酸性粒细胞、肥大细胞、淋巴细胞等炎性细胞浸润及广泛的黏膜上皮细胞脱落;主要由持续反复吸入低剂量变应原引起,可以使气道反应性明显持续的增加。由于呼吸道尘螨过敏的表达需要2年左右的时间,因而儿童过敏性哮喘多在2岁左右开始起病。

(三)咳嗽变异性哮喘

发病机制与支气管哮喘相似,其只咳不喘的原因或机制还不是非常清楚,部分学者认为可能为气道炎症和气道高反应没有达到哮喘发作的程度;另一些学者认为慢性气道炎症主要集中在中央气道,大气道平滑肌收缩刺激肌梭内咳嗽感受器引起剧烈咳嗽,而没有小气道阻塞表现。

二、哮喘的诱因

(一)呼吸道感染

1.呼吸道病毒感染

在婴幼儿期主要有呼吸道合胞病毒,其次为副流感病毒、流感病毒和腺病毒,其他如麻疹病毒、腮腺炎病毒、肠道病毒、脊髓灰质炎病毒偶尔可见。年长儿多见鼻病毒感染。

2.支原体感染

由于婴幼儿免疫系统不成熟,支原体可以引起婴幼儿呼吸道慢性感染,若处理不恰当,可以导致反复不愈的咳嗽和喘息。

3.呼吸道局灶性感染

慢性鼻窦炎、鼻炎、中耳炎、慢性扁桃体炎,是常见的儿童上呼吸道慢性局灶性病变,一方面可以引起反复的感染,另一方面又可以通过神经反射引起反复的咳喘,需要对这些病灶进行及时处理。

(二)吸入过敏物质

持续低浓度变应原吸入可以诱发慢性气道变应性炎症,促进气道高反应形成,但短时间吸入高浓度变应原可以诱发急性哮喘发作。这类诱因诱发的哮喘发作较为突然,无上呼吸道感染症状,多数在环境中变应原浓度较高的季节发作。

(三)胃食管反流

由于解剖结构的原因,也有医源性因素(如应用氨茶碱、β受体兴奋药等)可以引起胃食管反流,在婴幼儿尤为多见,它是导致喘息反复不愈的重要原因之一。临床上多表现为入睡中出现剧烈的咳嗽、喘息,平时有回奶或呕吐现象。

(四)其他

吸入刺激性气体或剧烈运动、哭闹,以及油漆、煤烟、冷空气吸入均可作为非特异性刺激物诱发哮喘发作,其中油漆散发的气体可触发严重而持续的咳喘发作,应尽量避免。剧烈运动、哭闹使呼吸运动加快,呼吸道温度降低或呼吸道内液体渗透压改变,而诱发哮喘发作。

三、病理改变

气道黏膜充血、水肿,上皮细胞脱落、崩解;黏膜杯状细胞增多,黏液腺增生;包括炎性细胞(嗜酸性粒细胞、肥大细胞、T淋巴细胞、中性粒细胞等)、气道结构细胞(气道平滑肌细胞和上皮细胞等)明显增多;支气管平滑肌肥厚,基底膜变厚,使支气管壁增厚,重建;支气管腔内可见黏液或黏液栓,引起肺泡膨胀,过度充气或肺不张。

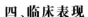

四、临床表现

儿童哮喘起病可因不同年龄、不同诱因,临床上有不同的特点。

(1)婴幼儿期哮喘发作多数在上呼吸道病毒感染后诱发,有上呼吸道感染的前驱过程,起病相对较缓,哮鸣音较低,对糖皮质激素反应差。而儿童过敏性哮喘多在 2 岁以后逐渐出现呼吸道过敏症状,包括过敏性鼻炎症状,发病季节与变应原类型有关,有明显的平滑肌痉挛,哮鸣音高,对糖皮质激素反应较好。

(2)咳嗽变异性哮喘表现为长期慢性咳嗽,无喘息症状,咳嗽在夜间或清晨以及剧烈运动后加重,抗生素治疗无效,支气管扩张剂及糖皮质激素有特效,一些患儿最终发展成支气管哮喘。

哮喘发病初主要表现为刺激性干咳,随后出现喘息症状,喘息轻重不一。轻者无气急,双肺仅闻散在哮鸣音和呼气时间延长;重者出现严重的呼气性呼吸困难,烦躁不安,端坐呼吸,甚至出现面色苍白、唇、指甲端发绀以及意识模糊等病情危重表现。体检时可见三凹征,呼气时肋间饱满,叩音双肺呈鼓音,肝上界下移,心界缩小,表现有明显的肺气肿存在,全肺可闻及哮鸣音,如支气管渗出较多,可出现湿啰音,严重病例由于肺通气量极少,双肺哮鸣音可以消失,甚至听不到呼吸音。哮喘一般自行或给予药物治疗后缓解。

本病为反复发作,部分患者有明确的季节性,夜间发病较多。发作间歇期,多数患儿症状可完全消失,少数患儿有夜间咳嗽、自觉胸闷不适。

五、诊断标准

各年龄段哮喘儿童由于呼吸系统解剖、生理、免疫、病理特点不同,哮喘的临床表型不同,但相互之间也存在一定的共性。

(1)反复发作喘息、咳嗽、气促、胸闷,多与接触变应原、冷空气、物理、化学性刺激、呼吸道感染以及运动等有关,常在夜间和(或)清晨发作或加剧。

(2)发作时双肺可闻及散在或弥漫性、以呼气相为主的哮鸣音,呼气相时间延长。

(3)上述症状和体征经抗哮喘治疗有效或自行缓解。

(4)除外其他疾病所引起的喘息、咳嗽、气促和胸闷。

(5)临床表现不典型者(如无明显喘息或哮鸣音),应至少具备以下 1 项:①支气管激发试验或运动激发试验阳性。②证实存在可逆性气流受限,支气管舒张试验阳性:吸入速效 β_2 受体激动剂(如沙丁胺醇)后 15 分钟第 1 秒用力呼气量增加≥12%,或抗哮喘治疗有效:使用支气管舒张剂和口服(或吸入)糖皮质激素治疗1~2周后,第1秒用力呼气量增加≥12%。③最大呼气流量每天变异率(连续监测1~2周)≥20%。

咳嗽变异性哮喘是儿童慢性咳嗽最常见原因之一,以咳嗽为唯一或主要表现,不伴有明显喘息。诊断依据如下。

(1)咳嗽持续>4周,常在夜间和(或)清晨发作或加重,以干咳为主。

(2)临床上无感染征象,或经较长时间抗生素治疗无效。

(3)抗哮喘药物诊断性治疗有效。

(4)排除其他原因引起的慢性咳嗽。

(5)支气管激发试验阳性和(或)最大呼气流量每天变异率(连续监测1~2周)≥20%。

(6)个人或一、二级亲属特应性疾病史,或变应原检测阳性。

以上(1)~(4)项为诊断基本条件。

六、治疗目标与原则

(一)治疗目标

(1)达到并维持症状的控制。

(2)维持正常活动,包括运动能力。

(3)使肺功能水平尽量接近正常。

(4)预防哮喘急性发作。

(5)避免因哮喘药物治疗导致的不良反应。

(6)预防哮喘导致的死亡。

(二)防治原则

哮喘控制治疗应越早越好,要坚持长期、持续、规范、个体化治疗原则。治疗包括以下几方面。

(1)急性发作期:快速缓解症状,如平喘、抗感染治疗。

(2)慢性持续期和临床缓解期:防止症状加重和预防复发,如避免触发因素、抗炎、降低气道高反应性、防止气道重塑,并做好自我管理。

七、常用治疗方案

(一)喷射雾化方案

1.应用原理

通过高压气体冲击液体,产生雾滴,它具有雾滴直径均匀,大小适中(1~

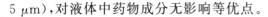

5 μm),对液体中药物成分无影响等优点。

2.应用原则

原则为:①平喘药物可用拟肾上腺素和抗胆碱能药物合用,拟肾上腺素药物起效快,但维持时间短;抗胆碱能药物起效相对较慢,但维持时间较长,因而两者合用有互补作用。②如要用雾化吸入糖皮质激素,最好先吸入平喘药物,再吸糖皮质激素,以增加糖皮质激素的吸入量。③要严格掌握用药剂量,用药期间注意心血管方面不良反应的产生。

(二)《全球哮喘防治创议》治疗方案

1.确定长期治疗方案

根据年龄分为 5 岁及以上儿童哮喘和 5 岁以下儿童哮喘的长期治疗方案。长期治疗方案分为 5 级,从第 2～5 级的治疗方案中都有不同的哮喘控制药物可供选择。对以往未经规范治疗的初诊哮喘患儿根据病情严重程度分级,选择第 2 级、第 3 级或第 4 级治疗方案。每 1～3 个月审核 1 次治疗方案,根据病情控制情况,适当调整治疗方案。如哮喘控制,并维持至少 3 个月,治疗方案可考虑降级,直至确定维持哮喘控制的最小剂量。如部分控制,可考虑升级治疗以达到控制。但升级治疗之前首先要检查患儿吸药技术、遵循用药方案的情况、变应原回避和其他触发因素等情况。如未控制,升级或越级治疗直至达到控制。

2.常用哮喘维持治疗药物

吸入糖皮质激素种类:吸入糖皮质激素治疗哮喘的高效性和局部选择性的主要化学基础是在于激素甾体核的 16α 和 17α 或 17β 位置上有一个亲脂基团的置换。当甾体核的 D 环上用亲脂基团替代可得到 3 种重要特性:①与激素受体有非常高度的亲和性,这是在呼吸道黏膜发挥作用所必需的;②能增加局部摄取(浓度)和延长在组织中贮存时间;③全身吸收后,易被肝脏转化而快速灭活。但一定程度的水溶性也十分重要,吸入糖皮质激素必须首先溶解在气道黏液中,然后才能作用于气道组织,因而一个理想的吸入糖皮质激素除了较强的脂溶性外,还需要一定的水溶性。

吸入糖皮质激素的局部/全身作用的比例取决于:①药物在气道中的局部活性;②下呼吸道与口咽部药物沉积之比;③药物经肺或胃肠道吸收和首过代谢的周身活性。目前临床上常用的吸入糖皮质激素有以下三大类。

(1)二丙酸倍氯米松:如必可酮、贝可乐。二丙酸倍氯米松是丙酸倍氯米松的前体,丙酸倍氯米松比二丙酸倍氯米松具有更高的受体亲和力,二丙酸倍氯米松水溶性低,在肺组织中转化成丙酸倍氯米松。肝脏灭活速度慢,并且在肝脏代谢后会产生另一种活性产物（倍氯米松）；因而全身不良反应相对较大。

（2）布地奈德：如普米克都保、英福美。布地奈德比二丙酸倍氯米松有较高的受体亲和性和水溶性，而与丙酸倍氯米松接近。布地奈德肝脏灭活速度较丙酸倍氯米松快，肝脏通过两种代谢途径进行代谢，首过代谢为 90％，半衰期2.8 小时。

（3）氟地卡松：如辅舒酮。氟地卡松与二丙酸倍氯米松一样水溶性低，但受体亲和力高；氟地卡松只通过一种代谢途径，首过代谢为 99％，半衰期 8～14 小时。长半衰期增加了反复用药的危险性，可导致组织内药物高浓度；氟地卡松的长半衰期可能与其高亲脂性有关，可增加组织结合和分布容积。

3.白三烯受体拮抗剂

白三烯是人体 3 种必需脂肪酸之一的花生四烯酸的脂氧化酶代谢产物，包括 LTA4、LTB4、LTC4、LTD4 和 LTE4；其中 LTC4、LTD4 和 LTE4 被称为"半胱氨酰白三烯"，因为它们都包含一个硫醚连接的肽，主要由嗜酸性粒细胞、肥大细胞、巨噬细胞、单核细胞和嗜碱粒细胞产生。半胱氨酰白三烯是引起哮喘慢性气道炎症的重要炎性介质之一。

孟鲁司特钠和扎鲁司特是口服的选择性白三烯受体拮抗剂，能特异性抑制半胱氨酰白三烯受体，以阻断白三烯引起的气道炎症；与糖皮质激素合用，可减少激素用量。

常用药物为孟鲁司特钠，商品名为顺尔宁颗粒剂或咀嚼片：6～14 岁 5 mg，2～5 岁4 mg，每晚服。

4.肥大细胞膜稳定剂

肥大细胞膜稳定剂是一种非糖皮质激素类抗炎制剂，可抑制肥大细胞释放介质，对其他炎症细胞释放介质也有选择性抑制作用；主要用于轻中度哮喘患者。因临床疗效有限，现已不推荐常规使用。此类药物包括色甘酸钠、尼多酸钠和酮替酚。

5.长效或缓释支气管扩张剂

主要用于缓解期的轻中度咳喘症状，特别是夜间咳喘以及运动后咳喘。

（1）长效或控释 β_2 受体激动剂：①沙丁胺醇缓释片每片 4 mg。3～12 岁，2～4 mg，12 小时 1 次。②丙卡特罗每片 25 μg。<6 岁，每次 1 μg/kg；>6 岁，每次 25 μg，12 小时 1 次。③班布特罗 1 mg/mL，每瓶 100 mL。2～6 岁，5 mL；>6 岁，10 mL，每晚服。

2.氨茶碱控释片

(1)舒弗美:每片 100 mg。3～6 岁,50 mg;>6 岁,100 mg,每天 2 次。

(2)优喘平:每片 400 mg。200～400 mg,每晚服。

(三)特异性免疫治疗(脱敏治疗)

变应原特异性免疫治疗是通过使用高效、标准化的纯化抗原,使机体对变应原反应性降低,以减轻气道慢性特应性炎症;与成人哮喘相比,呼吸道过敏在儿童哮喘中更为突出,使变应原特异性免疫成为一种重要的治疗儿童过敏性哮喘方法。

天然变应性原制剂疗法有几十年的历史,是 IgE 介导的过敏疾病的唯一对因疗法。这种疗法的唯一缺点是需要多次注射才能达到(个体)最大剂量,而且由于 IgE 介导的(B 细胞抗原决定族引起的)不良反应,每次注射的变应原剂量不能随意增大。通过对变应原加工,进行化学修饰(如使用甲醛),改变蛋白结构,可以制成类变应原。理论上使用类变应原可以减少不良反应,延长作用持续时间,减少注射次数。但是目前尚未普遍应用于临床。

目前认为变应原特异性免疫治疗对下列物质过敏治疗有效。①花粉引起的哮喘和过敏性鼻炎:桦属和桦木科植物花粉、禾本科植物花粉、豚草属植物花粉、Parietaria 植物花粉;②屋尘螨引起的哮喘和过敏性鼻炎;③猫皮屑引起的哮喘;④真菌引起的哮喘:链格孢属、支孢霉属霉菌。

现强调治疗应从早期开始,它既可以抑制已形成的变应原过敏状态的进一步发展,还能阻止机体对其他变应原过敏的形成。但具体开始治疗年龄还要考虑治疗的安全性,目前多在 5 岁以后才开始考虑进行变应原特异性免疫治疗,治疗之前应进行特异性变应原诊断试验,以明确机体对什么过敏,以及过敏的强度,特异性诊断试验包括皮肤试验、变应原支气管激发试验、血清变应原特异性IgE 测定等方法。治疗包括两个阶段:递增阶段和维持阶段。递增阶段是一个逐渐增加变应原浓度的过程,目的是在减少机体反应性的同时使 IgE 介导的不良反应降低到最低程度。维持阶段的时间需要 3～5 年。目前国内主要使用的是螨特异性免疫治疗,并已有舌下螨脱敏制剂开始应用于临床。

第四节　阻塞性睡眠呼吸暂停综合征

一、概述

睡眠在人类生活中占非常重要的地位。人一生中的睡眠时间占整个生命的1/3,睡眠障碍不仅仅影响夜间的生活质量,还可能是白天某些疾病的真正病因。人类对于睡眠医学的研究始于20世纪50年代,但其发展非常迅速。2005年,美国胸科协会对过去100年以来呼吸医学的进展进行了回顾,其中人类对睡眠呼吸疾病的认识排在疾病研究进展的第7位,可见,睡眠呼吸医学在医学临床和基础研究中的重要地位。

在睡眠呼吸疾病中,最常见、对人类危害最大的是阻塞性睡眠呼吸暂停低通气综合征(obstructive sleep apnea hypopnea syndrome,OSAHS)。OSAHS是指由于睡眠过程中频繁的部分或全部上气道阻塞,扰乱睡眠过程中的正常通气和睡眠结构而引起的一系列病理生理变化,临床以夜间睡眠打鼾为特征。

儿童OSAHS近年来正引起医学界的广泛关注,原因是OSAHS并不是一个单纯的上气道的疾病,它对许多疾病的发生和发展有重要影响,而成人阶段发生的某些严重疾病也可能与儿童时期的OSAHS相关。OSAHS主要造成儿童神经、认知、行为障碍,可以引起生长发育落后,导致生活质量下降,并可以对心血管、内分泌以及代谢系统造成损害,进而造成社会医疗资源和费用的成倍增加。而成人的糖尿病、高血压以及其他心血管疾病都可能是长期未经治疗的OSAHS的后果。因而,儿童OSAHS引起社会和医学界越来越多的重视。国内从20世纪80年代着手睡眠医学研究,儿科睡眠医学研究开始得更晚些,且相对于成人和国外儿科睡眠医学界,我国在儿童睡眠医学所做的工作还不够广泛和深入。

二、儿童OSAHS概念、流行病学、病因学和诊断

儿童OSAHS最常见的症状是睡眠打鼾和呼吸暂停。在临床工作中,如果发现有夜间睡眠时打鼾的病史,必须详细询问有无睡眠时呼吸暂停、睡眠不安、出汗、遗尿、发绀、白天嗜睡、行为和(或)认知障碍(包括注意力不集中、多动症)等病史。体格检查应观察有无张口呼吸、鼻阻塞、腺样体面容、后鼻音等。还要注意与OSAHS并发症相关的体征,如高血压、生长迟缓等。

流行病学调查显示,儿童打鼾的发病率高达 12%～20%,其中有一部分儿童已出现机体各系统损害,另一部分儿童在睡眠中没有血氧的减低、睡眠结构的紊乱以及相关并发症,称为原发性鼾症(PS)。文献报道的儿童 OSAHS 的发病率在 3%～6%。国内几大城市关于儿童打鼾的流行病学调查显示,我国儿童打鼾的发病率在 5.8%～20%,但是关于我国儿童 OSAHS 的发病率至今还没有数据,是流行病学急需填补的一个空白。

上气道解剖结构狭窄是儿童 OSAHS 最常见病因。其中,腺样体和扁桃体肥大在儿童阻塞性睡眠呼吸暂停综合征的发病中起了重要的作用。除了鼻咽、口咽、气道狭窄以外,各种引起鼻道狭窄的疾病也可引起 OSAHS,常见的包括过敏性鼻炎、鼻窦炎、鼻阻塞、鼻中隔偏曲等。

值得引起注意的是,近 20 年来,随着儿童肥胖的发病率逐年增高,到睡眠门诊就诊的打鼾儿童的病因构成出现了变化。在 1990 年,打鼾儿童中仅 15% 是肥胖儿童,而在最近 2 年,有报道肥胖在鼾症儿童中的比例高达 50%。北京儿童医院关于儿童肥胖和 OSAHS 关系的研究也显示,肥胖儿童 OSAHS 的发病率明显增高,肥胖是儿童 OSAHS 的重要危险因子。因而有学者提出,有必要将儿童 OSAHS 分为两型,即因单纯扁桃体、腺样体肥大所致的 OSAHS,此为 I 型,和以肥胖为主要病因的 II 型。有学者认为,这两型 OSAHS 在病因、临床表现、并发症以及治疗方面均有所不同。此观点尚需要大样本、多中心、远期随访的研究明确。

目前公认的研究睡眠疾病的方法是多导睡眠监测。但在对儿童 OSAHS 进行诊断时,最大的问题是诊断的标准。目前较为广泛应用的儿童 OSAHS 多导睡眠监测的诊断标准是呼吸暂停低通气指数(apnea hypopnea index,AHI)＞5 次/小时或阻塞性呼吸暂停指数＞1 次/小时。美国睡眠研究会在 2005 年发表的第二版《国际睡眠疾病分类》中提出,儿童 OSAHS 的多导睡眠监测标准应是 AHI＞1 次/小时。不过,书中同时指出,由于各个研究中低通气的定义不同且缺乏正常儿童低通气的范围,新标准还有待进一步研究确定。

随着我国经济的飞速发展和人民生活水平的不断提高,心血管疾病已成为第 1 位的疾病死因,研究心血管疾病的发病机制以及危险因素具有较大的理论和实际意义。在一些心血管疾病的传统危险因素以外,阻塞性睡眠呼吸暂停综合征已逐渐成为又一心血管疾病的影响因素,正日益受到医学界的重视。研究表明,儿童 OSAHS 同样可以导致心血管系统损害,如果不予治疗,将导致高血压、心律失常、心力衰竭等,并与其成人后的心血管系统疾病,有着密切的联系。

三、儿童 OSAHS 与心血管功能

(一)OSAHS 对自主神经功能的影响

OSAHS 患者自主神经功能的改变,表现为夜间交感神经张力增强占优势,重度 OSAHS 患者甚至在白天含氧量正常的清醒状态下交感神经张力仍明显增高。有关 OSAHS 患者副交感神经张力的变化的研究结果仍不一致。

目前,心率变异性(heart rate variability,HRV)是检测心脏自主神经功能的常用方法,无创而敏感,成为研究睡眠呼吸障碍对心血管系统影响以及预测心血管疾病预后的常用指标。目前认为,对 OSAHS 患者行 HRV 监测,可客观评价心脏主神经功能,筛选高危患者,指导治疗和降低 OSAHS 患者心血管发病率和病死率。

关于 OSAHS 对 HRV 影响的研究,最初多只侧重于夜间睡眠时心率变异情况,且多采用多导睡眠监测中的心电信号进行分析。近年来,更多的研究开始采用 24 小时动态心电图 HRV 分析方法并与多导睡眠监测同步,以研究 OSAHS 患者自主神经功能状态的改变情况。

以往在成人研究中发现,OSAHS 患者夜间呼吸暂停时心脏主神经功能发生改变,即极低频、高频和低频功率谱均升高。由此认为,OSAHS 患者夜间的高频功率谱升高与副交感神经活性反复暴发升高相关。之后又有研究发现,OSAHS 患者夜间 LF/HF 比值显著高于正常组,说明 OSAHS 患者 LF 增高更显著,即交感神经活动增加更为明显。还有研究结果显示,成年男性 OSAHS 患者的 24 小时低频功率谱及低频/高频功率谱的比值(LF/HF)明显升高,而高频功率谱却明显下降,并且这种改变与患者的病情严重程度相关。从而提示,OSAHS 患者 24 小时心脏自主神经活性发生异常改变,其交感神经活性无论是在白天清醒状态还是夜间睡眠时均明显升高,并占主导地位,而副交感神经活性却是降低的。

儿童 OSAHS 心率变异性的研究不多,近期曾有学者对 743 名来自社区和医院的儿童进行睡眠监测和 HRV 分析。结果发现,诊断为 OSAHS 的儿童,其高频功率谱显著低于正常儿童,而 LF/HF 则显著增高。有学者认为,OSAHS 儿童自主神经功能紊乱,表现为交感神经活性增强,而迷走神经活性减低,并因此增加了睡眠呼吸障碍儿童发生急性心血管事件的危险性。

有关治疗 OSAHS 后 HRV 变化的研究进一步证实了睡眠呼吸障碍对自主神经功能的影响。有研究报道,经手术成功治疗后的患者,AHI 和最低血氧饱

和度显著改善,其 LF、极低频功率谱均显著减低。而手术后 AHI 和最低血氧饱和度未改善的 OSAHS 患者,HRV 所有参数均无变化。一项儿童 OSAHS 患者经腺样体、扁桃体切除术后,对 HRV 的观察也发现,成功治疗后的儿童,其心率和 LF/HF 都显著降低了,从而表明,随着睡眠呼吸紊乱的改善,OSAHS 儿童的交感神经活性较前有所下降。

OSAHS 患者主要通过下述 3 个方面改变其自主神经功能:首先,OSAHS 患者夜间出现呼吸暂停和血氧饱和度降低,缺氧可导致自主神经功能异常;其次,夜间呼吸异常形态导致与呼吸暂停有关的交感-迷走神经严重失衡;最后,OSAHS 患者因呼吸暂停和低氧导致不断觉醒,使睡眠模式发生改变,打乱了正常睡眠结构,进而影响了 HRV 的昼夜节律。

OSAHS 对自主神经功能有长期损害。OSAHS 引起血流动力学的改变:OSAHS 患者缺乏睡眠中正常的心脏血流量低负荷阶段,而且反复呼吸暂停造成回心血量增多、前负荷加重、室间隔移位、心室顺应性降低等一系列改变,长期发展致左心功能不全。且长期的呼吸暂停通过机体重新设定缺氧-化学感受器-交感神经反应链的敏感性,导致血管平滑肌的重塑和肥厚;心血管系统(包括体液平衡)对于呼吸暂停的适应性调节和睡眠结构破坏导致非特异性紧张作用;同时,OSAHS 患者睡眠结构的破坏导致持续交感神经活性增加、持续高血压的形成,上述诸多原因导致 OSAHS 患者多系统功能损害。

(二)OSAHS 与高血压

OSAHS 与高血压具有很强的相关性。OSAHS 患者中高血压的患病率高达 50%～90%。现在认为,OSAHS 是独立于年龄、体重、饮食、遗传等因素的高血压发病因素之一,是高血压发生和发展的重要危险因子。在 OSAHS 患者中,无论有无高血压,睡眠时血压均发生异常改变,失去正常昼夜节律的血压变化,夜间睡眠血压曲线呈非反勺型。目前认为,自主神经功能的改变可能是 OSAHS 患者血管张力持续增高的主要原因,并最终导致系统性高血压。Macus 等报道,在除外肥胖因素后,OSAHS 儿童夜间动脉血压高于原发性鼾症儿童。在睡眠呼吸障碍儿童中 24 小时动态血压的研究进一步支持 OSAHS 患儿存在内源性血压调节的异常。Amin 等报道,OSAHS 儿童平均夜间/日间血压较原发性鼾症患儿增高,且夜间血压的下降率减低,提示 OSAHS 儿童血压调节功能异常,同时阻塞性呼吸暂停和低通气指数是夜间血压升高的独立预测因子。总之,对儿童 OSAHS 血压改变的研究仍处于初级阶段,需要进行人群队列研究,以明确引起 OSAHS 患儿血压调节功能异常的危险因素。

(三)OSAHS 与缺血性心肌病

OSAHS 是缺血性心肌病的独立危险因素。研究发现,OSAHS 与肥胖、吸烟和高血压一样,是心肌梗死的一个独立危险因素。OSAHS 组与对照组相比,冠心病发生的相对危险度明显增加。且 OSAHS 患者出现夜间 ST-T 改变与睡眠呼吸暂停的严重程度,特别是血氧饱和度的减低相关。有研究发现,持续正压通气(CPAP)治疗可降低 ST 段抬高的持续时间,但目前尚缺乏随机、对照研究证实 CPAP 对冠心病患者夜间心肌缺血的疗效。

(四)OSAHS 与充血性心力衰竭

流行病学资料显示 OSAHS 是充血性心力衰竭发生的独立危险因素。人群调查显示,OSAHS 患者心力衰竭的发生率是普通人群的 2.38 倍,同时心力衰竭会使睡眠中呼吸暂停次数和程度加重,是导致 OSAHS 病死率增高的重要因素。研究发现,在治疗心力衰竭合并 OSAHS 患者过程中,应用 CPAP 治疗,能够降低收缩压并提高左室收缩功能。

(五)OSAHS 与肺动脉高压

OSAHS 患者容易发生肺动脉高压。这主要是由于 OSAHS 患者睡眠中出现的呼吸暂停往往伴随严重低氧血症,并同时伴有肺泡换气不足和高碳酸血症,从而引起末梢血管收缩、心排血量降低,使组织供氧障碍,继而出现肺动脉痉挛,导致肺动脉高压,高碳酸血症可加重肺动脉高压。有研究发现,CPAP 治疗能够降低 OSAHS 患者肺动脉压力。但目前的研究尚不能明确 OSAHS 是肺动脉高压的独立危险因素。

(六)OSAHS 与心律失常

研究显示,OSAHS 患者夜间睡眠时心率及心律会发生变化。心律失常包括期前收缩、心动过速、传导阻滞或二者均有,且心律失常发生率与夜间睡眠呼吸暂停及低氧呈正相关。

四、OSAHS 导致心血管并发症的可能机制

OSAHS 可以导致 3 个病理生理变化,即低氧-复氧反复发生、反复觉醒和胸腹腔内压的巨大变化。这些病理生理变化都会对心血管功能产生以下急慢性不良影响。

(一)低氧-复氧引起直接和间接的心血管反应

低氧血症可引起直接心血管反应,即心肌氧供减少,同时也引起间接心血管

反应,包括激活交感神经,加重血管内皮细胞的功能障碍,引起肺微小动脉收缩等。低氧-复氧可能类似于缺血-再灌注,复氧则进一步释放氧自由基可引起额外损伤。

(二)低氧对心肌的直接影响

心肌氧输送减少可能引发心肌耗氧和供氧失衡,导致心肌组织缺氧,这在冠心病患者中尤为明显,可诱发夜间心绞痛、心肌梗死和心律失常,也可导致心肌收缩和舒张功能障碍。

(三)低氧-复氧与冠状动脉内皮细胞功能障碍

冠状动脉内皮细胞在血管舒张、凝血和炎症过敏中发挥着重要作用。无论是健康人还是患者,其内皮细胞都能产生、释放血管活性物质,包括血管舒张因子、血管收缩因子、血小板聚集因子(例如内皮素、血栓烷)和血小板聚集抑制因子(如一氧化碳、前列环素),这些因子在调节冠状动脉血流量和凝血功能等方面起着非常重要的作用。低氧状态下某些转录因子被激活,如低氧诱导因子-1和核因子-κB的产生,许多基因的表达增加,如内皮素-1(强有力的血管收缩和促炎因子)、血管内皮生长因子和血小板源性生长因子。低氧也可增强黏附分子的表达。促进白细胞滚动与黏附,参与诱导内皮细胞和肌细胞的凋亡。曾有学者提出,间歇性低氧可能比持续性低氧的危害更大。因为复氧时输送的氧分子为氧自由基的进一步产生提供了底物,并可能促进氧化应激反应。

(四)反复低氧、觉醒与系统炎症

近年来,有越来越多的证据表明,OSAHS是一种低度的系统性炎症性疾病。而系统炎症可能参与心血管疾病的发生。这种系统性炎症反应和OSAHS的特征性改变,即反复低氧和觉醒,所导致的系统性氧化应激有关。成人研究显示,OSAHS患者TNF-α水平升高,但在儿童,OSAHS是否诱导产生TNF-α结论并不一致,可能和样本量、检测方法、观察人群不同有关。Gozal等在一个大样本的儿童研究中报道,OSAHS儿童晨起血浆TNF-α浓度不仅升高,而且和呼吸事件引起的睡眠片断化的严重程度有关,也和TNF-α的基因多态性有关。几个队列研究显示,OSAHS儿童特异性的前炎症因子水平或者正常或者升高。C反应蛋白是心血管疾病的预测因子,并参与动脉粥样硬化的形成。在成人和儿童,都有OSAHS患者C反应蛋白升高的研究报道,并且C反应蛋白水平随着针对OSAHS的有效治疗而下降。然而,也有学者认为,OSAHS和C反应蛋白并没有直接的因果或效应关系。而可能与OSAHS的一些共患疾病,如肥胖、糖尿病和吸烟等有关。还有研究显示，OSAHS 儿童的 C 反应蛋白水平不一定升高，但在 C 反应蛋白水平升高的 OSAHS 儿童，更容易出现器官损害，如神经认知功能的受损。

(五)低氧血症-高碳酸血症与自主神经系统

如前所述，睡眠呼吸暂停和低通气，均能通过复杂的机制兴奋交感神经。低氧血症刺激颈动脉体外周化学感受器，使交感神经活性反射性增强，高碳酸血症主要作用于脑干的中枢化学感受器，引起交感神经兴奋。

(六)其他疾病对 OSAHS 患者心血管功能的影响

有研究证实了 OSAHS 与其他疾病的关系，也可能影响到患者的心血管功能。如 OSAHS 患者睡眠时频发呼吸暂停引起的慢性缺氧，可促使红细胞生成素明显增加，血细胞比容升高，血黏滞性增加，血流缓慢；由于重度 OSAHS 患者呼吸中枢对低氧和高碳酸血症的敏感性降低，呼吸调节功能降低，易导致肺泡低通气的出现，进而导致红细胞增多症、肺动脉高压等；OSAHS 还可引起很多激素分泌异常如糖代谢紊乱，糖耐量降低，瘦素水平升高，生长激素分泌功能失调，垂体和甲状腺功能减退等。上述因素，都可能从不同方面促进患者心血管系统疾病的发生和发展。

五、展望

综上所述，睡眠呼吸暂停与心血管系统疾病的关系通过人类流行病学纵向研究和治疗干预观察已得到了明确的结论。虽然一些横向研究表明睡眠呼吸暂停与肺动脉高压、充血性心力衰竭、心肌梗死等有一定的关联，但循证医学证据不足，也缺少系统纵向研究。毋庸置疑，对 OSAHS 与心血管疾病关系的探讨以及通过治疗 OSAHS 预防心血管疾病发生的研究将是今后呼吸医学和心血管疾病领域的热点问题。开展 OSAHS 与心血管并发症关系的队列研究、随机对照的干预研究，将是未来心血管和呼吸医学研究的方向之一。

在儿童中，睡眠疾病和心血管疾病的关系被儿科医师关注的并不多。如对 OSAHS 和高血压等心血管疾病关系的研究在儿科做得较少，结论也不一致。这可能与在儿童中监测血压、做心脏超声、取血做检查可能遇到不配合，不同年龄儿童血压正常值不同，也造成了研究中的一些困难。在现有的研究中，不同研究观察对象不同、诊断标准不同、样本量大小不同，也影响了最终的结论。此外，关于 OSAHS 患者 HRV 的研究主要限于成人。相对于成人，儿童 OSAHS 患者病史短、程度轻，是否已经出现交感和迷走神经张力异常及其均衡性的失调，是否因这种自主神经张力和均衡性的异常而导致高血压、心律失常等一系列心血管并发症,目前仅有少量小样本的报道,因而还需要更多研究。

　　由于腺样体、扁桃体切除术在部分 OSAHS 患儿不能缓解病情,而越来越多的证据表明 OSAHS 可能是一种炎症性疾病,因而有学者开始探讨抗感染治疗对 OSAHS 的有效性,抗感染治疗包括局部激素治疗、口服白三烯受体拮抗剂等。已有报道在轻度 OSAHS 患儿使用白三烯受体拮抗剂能够有效减轻腺样体肥大、缓解 OSAHS。

第五章　儿科常见泌尿系统疾病

第一节　急性肾小球肾炎

急性肾小球肾炎简称急性肾炎,是以血尿、尿少、水肿和高血压为主要表现的肾小球疾病,是小儿泌尿系统最常见的疾病之一。一般起病较急,起病前1~3周多有上呼吸道或皮肤前驱感染,溶血性链球菌感染最常见,占80%左右,也可在其他如葡萄球菌感染后出现。病程多在1年以内,如能及时诊治,预防急性循环充血、高血压脑病、急性肾衰竭发生,预后大多良好,绝大多数完全恢复,少数(1%~2%)可迁延不愈而转为慢性肾炎。

一、病因与发病机制

本病是A组β溶血性链球菌感染后免疫反应引起的弥漫性肾小球炎性病变,其发病机制已基本清楚。并非所有链球菌均能致病,按细胞壁上M蛋白来分,1、2、3、4、12、18、25、49型都是可以导致肾炎的菌株,其中12和49型最常见。

致肾炎的链球菌的某种蛋白成分作为抗原,刺激机体产生相应抗体,在体内形成抗原抗体复合物,沉积在肾小球并激活补体,引起一系列免疫损伤和炎症。至于链球菌的哪种蛋白起抗原作用一直有争议,曾认为内链球菌素是致病抗原,还有认为肾炎菌株相关蛋白和前吸收抗原是致病抗原,但这些细菌蛋白仅在少数患儿肾小球中发现,因此不可能是主要致病抗原。

二、病理生理

急性链球菌感染后肾小球肾炎的病理特点是弥漫性毛细血管内渗出性增生性肾小球肾炎。这些病变使肾小球毛细血管腔变窄甚至完全闭塞,导致肾小球血流量减少,肾小球滤过率减低,体内水、钠潴留,细胞外液容量扩张。临床上出现少尿、水肿、高血压,严重者发生循环充血、高血压脑病、急性肾衰竭。免疫损伤和炎症导致肾小球基底膜受损,血浆蛋白和红细胞、白细胞通过肾小球毛细血管壁渗出到肾小球囊中,临床上出现血尿、蛋白尿和白细胞尿。免疫损伤和炎症还导致全身毛细血管通透性增加,血浆蛋白渗出到组织间质,使间质蛋白质含量增高,达 10 g/L,故多表现为非凹陷性水肿。

三、临床表现

(一)发病年龄、性别与季节

1.年龄

好发于 3～12 岁小儿,以学龄期儿童居多。

2.性别

男女均可发病,男性多见。

3.季节

全年均可发病,但春季、晚秋多发。

(二)典型症状

一般都有链球菌感染的前驱病史,如上感、扁桃体炎、脓皮病等,经过 1～3 周潜伏期后出现以下典型症状。

1.水肿

水肿是本病最常见也是最早出现的症状,轻重不等,轻者仅眼睑、面部少许水肿而重者水肿可涉及全身,为非凹陷性,甚至可有胸腔积液、腹水。一般持续 1～2 周,水肿随尿量增加而消失。

2.少尿

一般每天尿量在 200～400 mL,尿色深。少尿标准:学龄儿童每天尿量 <400 mL,学龄前儿童 <300 mL,婴幼儿 <200 mL 或每天尿量少于 250 mL/m^2;无尿标准:每天尿量 <50 mL/m^2。此时应警惕急性肾衰竭发生。

3.血尿

血尿此为患儿就诊最多的原因,一般为镜下血尿,仅表现尿色深。约 1/2 患儿有肉眼血尿,小便似浓茶;烟灰水样或洗肉水样。持续 1～3 周消失,而显微镜下血尿可延至 6 个月甚至 1 年才消失。

4.高血压

高血压见于 70% 的病例。不同年龄组高血压的标准不同:学龄儿童 17.3/12.0 kPa(130/90 mmHg),学龄前期儿童≥16.0/10.7 kPa(120/80 mmHg);婴幼儿≥14.7/9.3 kPa(110/70 mmHg)为高血压。多数患儿在起病初期有高血压,患儿有头昏、眼花、恶心、呕吐。有时出现烦躁不安,应警惕高血压脑病发生。一般持续 1～2 周,随尿量增加、水肿消退而缓解。

5.其他

部分患者可出现腰痛及尿痛症状,高血压明显时常伴有头晕、头痛、恶心、呕吐和食欲缺乏等。

(三)严重症状

1.循环充血及心力衰竭

由于水、钠潴留可导致血容量增加,表现为呼吸增快、心脏增大、肝脏肿大。严重时出现急性左心衰竭,表现端坐呼吸、频咳、吐粉红色泡沫痰。两肺底出现湿性啰音,心界扩大,心率加快,有时呈奔马律。患儿面色灰白,四肢发凉。如抢救不及时可因急性肺水肿迅速死亡。

2.高血压脑病

由于血压上升过高、过快所致。血压可高达 20.0～26.7/14.0～18.0 kPa(150～200/105～135 mmHg),表现剧烈头痛、频繁呕吐、眼花失明。严重时可出现惊厥、昏迷。

3.急性肾衰竭

急性肾衰竭常出现于疾病初期(1～2 周),由于少尿或尿闭所致,表现头昏、乏力、恶心、呕吐、呼吸深快。血尿素氮升高、尿比重低。尿渗透压低、尿钠升高。如及时治疗病情可迅速好转。如果持续无尿则示病情严重。

四、诊断

(一)前驱病

有明确的前驱病(上感、扁桃体炎或脓皮病)及一定的前驱期(1～4 周)。

(二)临床表现

临床表现为水肿、少尿、血尿、高血压。但临床上约 1/3 患儿可无高血压;部分患儿仅有水肿、高血压而无尿改变,故临床上凡具备两种主要表现即可诊断。

(三)辅助检查

1.尿检查

早期蛋白及白细胞较多,红细胞>5 个/高倍视野,白细胞>10 个/高倍视野,并可见多种管型[颗粒管型和(或)透明管],后渐改变为以红细胞为主。

2.血液检查

血液检查可出现轻度贫血,肾功能不全时可出现中～重度贫血。血沉大多增快,少数甚至在 100 mm/h 以上,一般 1～3 个月恢复正常。

3.链球菌感染的证据

抗"O"(ASO)升高见于 80% 以上感为前驱症状的患儿和 50% 以脓疱疮为前驱症状的患儿,一般在感染后 2～3 周开始升高,3～5 周达高峰,6 个月内恢复正常。皮肤感染后发病者 ASO 升高不多,但常有抗脱氧核糖核酸酶 B 和抗透明质酸酶滴度升高,这些酶活性的增高都是链球菌感染的证据。

4.免疫学检查

血清总补体(CH50)和补体 3(C_3)水平的下降是诊断急性肾小球肾炎的关键,但下降水平与病变程度及预后无关;血清 γ 球蛋白和免疫球蛋白 IgG 水平常增高,血清补体 4(C_4)水平正常或轻度降低。降低的血清 C_3 多在 1～2 个月恢复正常,但少数 3 个月才恢复正常。

5.肾活检

早期表现为毛细血管内渗出性、增生性炎症,内皮细胞及系膜细胞增生,上皮下见沉积物并且呈驼峰样,后期以轻度系膜增生为主。严重患儿可出现大量新月体。

6.其他

肾功能及电解质在一般病例为正常,合并肾功能不全时出现异常。ECG 可表现为低电压、T 波低平等改变。X 线还可发现心影轻度增大,超声波检查可见双肾正常或弥漫性肿大。

五、鉴别诊断

(一)尿路感染

女孩多见,患儿常伴有发热、尿频、尿急、尿痛等症状;尿液检查以白细胞为主。有时可见成堆脓细胞;中段尿培养可获阳性结果。

(二)急进性肾炎

半数以上患儿起病时同急性肾炎,但病情迅速进展,少尿加剧,肉眼血尿持续超过 1 个月,血沉明显增快,肾功能急剧恶化,贫血进行性加重,预后恶劣。

(三)慢性肾炎急性发作

起病前常有肾炎病史,前驱症感染后很快(不到 1 周)即出现肾炎症状,常有难治性贫血,蛋白尿、血尿长期不消失,肾功能不良,预后差。

六、治疗

本病主要治疗为清除残余病原体、对症及保护肾功能。

(一)一般治疗

1.休息

卧床休息直至水肿消退、血压正常及肉眼血尿消失。血沉正常后可上学,但尿 Addis 计数正常前应控制活动量。

2.饮食

急性期宜限制水、盐及蛋白质摄入量。盐摄入量控制在 $1\sim2$ g/d 水平,伴肾功能不全时蛋白质摄入量宜减少。

(二)抗生素

使用抗生素主要目的为清除残余病菌,可用青霉素[$(20\sim30)\times10^4$ U/(kg·d)]或红霉素[30 mg/(kg·d)]静脉滴注治疗 $1\sim2$ 周。疑有其他病原时,可加用其他抗生素。

(三)对症治疗

1.利尿

轻度水肿者可选用氢氯噻嗪[DHCT,$2\sim3$ mg/(kg·d)]和螺内酯[2 mg/(kg·d)]口服。口服利尿剂效差或重度水肿患儿可静脉滴注或肌内注射呋塞米,每次 $1\sim2$ mg/kg。还可采用新型利尿合剂即多巴胺和酚妥拉明各 $0.3\sim0.5$ mg/kg、呋塞米每次 2 mg/kg,一起加入 10% 葡萄糖 $100\sim200$ mL 中静脉滴注,利尿效果优于单用呋塞米。但有肾功能减退时慎用乃至禁用。

2.降压

首选硝苯地平每次 $0.25\sim0.5$ mg/kg,每天 3 次或 4 次,口服或舌下含服。如血压仍不能控制可用尼卡地平每次 $0.5\sim1$ mg/kg,每天 2 次、卡托普利 $1\sim2$ mg/(kg·d),每天 $2\sim3$ 次、哌唑嗪每次 $0.02\sim0.05$ mg/kg,每天 $3\sim4$ 次,口服。

(四)重症病例治疗

1.急性肾功能不全

维持水、电解质及酸碱平衡,加强利尿,呋塞米可用至每次 3～5 mg/kg。

2.严重循环充血

严重循环充血以利尿剂为主。伴明显高血压时,也可试用血管扩张剂,如硝普钠 1～2 μg/(kg·min)。一般不用洋地黄,心力衰竭明显时,可小剂量应用毛花苷 C 每次 0.01 μg/kg,一般 1～2 次即可,不必维持用药。上述治疗无效时可用血液滤过、血液透析或腹膜透析治疗。

3.高血压脑病

高血压脑病首选硝普钠静脉滴注,输注速度为 1～5 μg/(kg·min),最大量<8 μg/(kg·min),使用时应避光,以免药物见光分解,存放 4 小时后药物应丢弃。也可用二氮嗪每次 3～5mg/kg,静脉注射。对惊厥者可用地西泮静脉注射或苯巴比妥肌内注射治疗。

(五)肾上腺皮质激素治疗

一般患儿不宜用肾上腺皮质激素,以免加重水、钠潴留及高血压。对于持续大量蛋白尿者或临床病理有慢性化趋势患儿,可口服泼尼松治疗,剂量 1～2 mg/(kg·d),并逐步减量,疗程以 1～2 个月为宜。对于肾活检有大量新月体的患儿可先以甲泼尼龙冲击治疗,然后改为泼尼松口服治疗。

(六)恢复期治疗

在肉眼血尿、水肿、高血压消失后,可用中药如六味地黄丸(每次 6 g,每天 3 次)或白茅根(20 g/d,煎服)等治疗,直至镜下血尿消失。

第二节　急进性肾小球肾炎

急进性肾小球肾炎(rapidly progressive glomerulonephritis,RPGN)简称急进性肾炎,是急进性肾炎综合征。临床上急性起病,出现血尿、蛋白尿、管型尿、水肿、高血压并且持续性少尿或无尿,呈进行性肾功能不全,最终在数月内(3 个月左右)出现尿毒症。由于其主要的病理改变是广泛的肾小球新月体形成,因此,RPGN 也常从病理角度被叫作"新月体性肾炎"。此外,RPGN 多在 2～3 个月出现肾衰竭,因而从肾衰竭出现时间上也有时被称为"亚急性肾小球肾炎"。本病在儿童时期发病率较低,一般占小儿肾小球肾炎的 2% 左右。

一、病因与发病机制

RPGN 包含了由多种原因所致的一组疾病,如原发性急进性肾小球肾炎、继发于全身性疾病的急进性肾小球肾炎以及在原发性肾小球病的基础上形成广泛新月体的新月体肾小球肾炎。

急进性肾炎根据免疫病理可分为 3 型,其病因及发病机制各不相同。①Ⅰ型:肾小球抗基底膜抗体型,由于抗肾小球基底膜抗体与肾小球基底膜抗原相结合激活补体而致病,荧光下 IgG 和 C_3 呈线性沉积,血中抗肾小球基底膜抗体阳性,可有肺出血,因此也被称为 Goodpasture 综合征。②Ⅱ型:免疫复合物型,因肾小球内循环免疫复合物的沉积或原位免疫复合物形成,激活补体而致病。此型患者常有前驱上呼吸道感染史,提示其致病抗原可能为某些病原体,免疫荧光下 IgG、C_3 呈颗粒状沉积。③Ⅲ型:非免疫复合物沉积型:免疫荧光阴性,现在血中发现 ANCA 阳性,因此也被称为 ANCA 相关性肾炎。

有些肾脏疾病如系统性红斑狼疮、过敏性紫癜、IgA 肾病,甚至极少数急性链球菌感染后肾炎也可表现为急进性肾炎,它们一般表现为Ⅱ型(免疫复合物型)。

二、病理

肾脏体积常增大,病理类型为新月体肾小球肾炎。光镜下通常以广泛的肾小球囊腔内有大新月体形成为主要特征,病变早期为细胞新月体,后期为纤维新月体。Ⅰ型即抗基膜抗体肾炎,此型约占 30%,新月体多,预后最差;Ⅱ型为原发性免疫复合物性肾炎,此型约占 50%,预后较Ⅰ型为好;Ⅲ型在免疫荧光镜下肾小球无免疫球蛋白沉积,此型约占 20%。

三、临床表现

(1)本病多发生于年长儿童,男孩多于女孩,但Ⅲ型女孩多于男孩。1/3～1/2有前驱病病史,表现为病前 2～3 周出现发热、乏力、关节痛、肌痛等上感症状或非特异表现。

(2)起病初期与急性肾小球肾炎类似,表现为水肿、少尿、血尿、蛋白尿、高血压等。但 2～3 周后,上述症状不仅不能缓解,反而加剧,出现持续性少尿、严重高血压及循环充血。

(3)肾功能在 2～3 个月进行性减低,并出现尿毒症及酸中毒的表现,如恶心、呕吐、厌食、面色苍白、皮肤瘙痒、鼻出血、紫癜、呼吸深大、精神萎靡、表情淡漠。

（4）各种引起 RPGN 的原发病表现 如由过敏性紫癜所致者,可出现双下肢伸侧对称性紫癜、腹痛、便血、关节痛等症状;由系统性红斑狼疮所致者,可出现多种 SLE 的表现;由 Goodpasture 综合征所致者,可出现咯血等症状。

四、诊断和鉴别诊断

(一)诊断要点

（1）既往无肾炎病史,发病较急。

（2）临床表现类似急性肾炎,典型病例具有急性肾炎综合征的表现。

（3）病情进行性恶化,数周至数月后即进入肾衰竭期。

（4）肺出血肾炎综合征患者还有咳嗽、咯血、肺间质炎症等表现。

急进性肾炎是一组不同疾病引起的综合征,如链球菌后肾小球肾炎、肺出血-肾炎综合征、狼疮性肾炎、结节性多动脉炎、韦格纳肉芽肿、过敏性紫癜肾炎等,确定其原发病有一定的意义。急进性肾炎的可靠诊断还有赖于病理组织学检查。

(二)辅助检查

1.尿液分析

常见肉眼血尿、大量蛋白尿、白细胞尿及管型尿,尿比重及渗透压降低。

2.血常规

多有严重贫血,白细胞及血小板可正常或增高。

3.肾功能不全

表现为血尿素氮、肌酐浓度进行性升高,肌酐清除率明显降低。

4.免疫球蛋白

多增高,表现为 γ 球蛋白增高、IgG 增高、C_3 可正常或降低。降低主要见于狼疮性肾炎、急性链球菌感染后肾炎的患儿。

5.血中抗肾小球基底膜抗体

阳性主要见于 Goodpasture 综合征,还可通过 ELISA 定量检测抗肾小球基底膜抗体的浓度。

6.ANCA

阳性见于 ANCA 阳性的 RPGN。ANCA 可分为 C-ANCA 及 P-ANCA,前者阳性主要见于坏死性血管炎,后者阳性主要见于特发性 RPGN。

7.超声波检查

双肾明显肿大且皮质回声增强,皮髓质交界不清。

8.肾活检

诊断本病最重要的手段。光镜下超过50％的肾小球形成新月体,而且新月体的体积占肾小球体积的50％以上则可诊断为新月体性肾炎。免疫荧光检查可进一步将新月体肾炎分为上述3型。

(三)鉴别诊断

1.慢性肾炎急性发作

对过去无肾炎病史,出现少尿、无尿及肾衰竭表现的慢性肾炎患者,应根据病情进展速度较慢、双侧肾影缩小等进行诊断。这些也有助于同急进性肾炎相鉴别。

2.急性坏死性肾乳头炎

可引起急性肾衰竭。但该病多并发于糖尿病患者,常有较明显的肾区痛及尿路刺激征,尿中白细胞数多,尿培养有致病菌等可资鉴别。

3.急性肾小管坏死

常有较明确的病因,血尿、蛋白尿较轻,多为低比重尿等,这些可借以鉴别。

五、治疗

(一)一般治疗

卧床休息、低盐饮食等一般治疗与急性肾炎相同。肾衰竭后还应摄入低蛋白质饮食,每天热卡55～60 kcal/kg,以维持基础代谢及氮平衡。每天入量不可太多以减少负荷。利尿可采用新型利尿合剂即多巴胺和酚妥拉明各0.3～0.5 mg/kg、呋塞米2 mg/kg,一起加入10％葡萄糖100～200 mL中静脉滴注,利尿效果优于单用呋塞米。降压可选用硝苯地平、普萘洛尔、哌唑嗪、尼卡地平、卡托普利。

(二)肾上腺皮质激素冲击疗法

首选甲泼尼龙15～30 mg/kg总量每天<1 g,溶于100～200 mL或10％葡萄糖中静脉滴注,一般应在1～2小时内滴完,每天1次,连续3次为1个疗程。3天之后可开始第2个疗程,隔天冲击1次,共冲击3次。然后改为泼尼松2 mg/(kg·d),隔天1次顿服。

(三)血浆置换或免疫吸附治疗

血浆置换主要目的是清除致病抗体如抗肾小球基底膜抗体、免疫复合物、炎性因子等。每次置换 50 mL/kg,隔天 1 次,持续 2 周或直至血中抗基底膜抗体消失。免疫吸附主要选择性地清除各种 IgG 抗体,可连续吸附数次,直至血中抗体消失。

(四)抗凝治疗

可用肝素[0.5~1 mg/(kg·d),每天 1~2 次],疗程 10~14 天,可连用 2~3 个疗程。还可选用低分子肝素,其出血及降血小板的不良反应要小于肝素。病情稳定后改为华法林初始剂量 2.5 mg,每天 3 次,3~5 天后按凝血酶原时间调整,共用 6 个月。潘生丁可连续应用 6 个月。

(五)四联疗法

四联疗法指采用泼尼松、环磷酰胺或硫唑嘌呤、肝素或华法林以及潘生丁 4 种药物口服联合治疗。现多改进为甲强及环磷酰胺冲击治疗后,采用泼尼松、潘生丁、肝素或华法林持续口服及环磷酰胺间断冲击治疗。

(六)透析疗法

尿毒症或严重高 K^+、严重循环充血时可用腹膜透析或血液透析治疗。

(七)肾移植

Goodpasture 综合征患儿肾移植后,血中抗肾小球基底膜抗体可作用于移植肾引起复发,因此肾移植前需透析 6 个月直至血中抗体阴转后才能进行。

(八)中药

可用川芎嗪静脉滴注 2~4 周抗凝治疗,尿毒症前期可用生大黄口服或保留灌肠治疗,还可试用尿毒清(5 g/d,每天 3 次)。

第三节　肾病综合征

肾病综合征是小儿泌尿系统疾病中最常见疾病之一,是指由多种原因引起肾小球基底膜通透性增高导致大量蛋白丢失,并出现低蛋白血症、高度水肿和高胆固醇血症的一组临床综合征。本病在儿童极为常见,发病率为 1/50 000。常见为原发性肾病综合征,预后大多良好。

一、病因

肾病综合征按病因可分为原发性、继发性和先天性 3 类。原发性肾病综合征至今病因不明，占小儿肾病综合征的 90%。继发性肾病可由感染（HBV、HCV、HIV、急性链球菌感染后肾炎、疟疾）、过敏或中毒（接种乙脑疫苗后肾病、药物）、遗传性疾病（Alport 综合征、甲膑综合征）、结缔组织病（SLE、过敏性紫癜等）、代谢性疾病（糖尿病、淀粉样变）、肿瘤等疾病引起。先天性肾病主要有芬兰型先天性肾病综合征及弥漫性系膜硬化。

二、病理生理

原发性肾脏损害使肾小球通透性增加导致蛋白尿，低蛋白血症、水肿和高胆固醇血症是继发的病理生理改变。

（一）低白蛋白血症

血浆白蛋白由尿中大量丢失是造成低蛋白血症的主要原因，胃肠道也可有少量蛋白丢失，但并非低蛋白血症的主要原因。肝脏合成蛋白的速度赶不上丢失的速度，最终导致低白蛋白血症。

（二）高脂血症

患儿血清总胆固醇、甘油三酯和低密度、极低密度脂蛋白增高，其主要机制是低蛋白血症促进肝脏合成脂蛋白增加，其中的大分子脂蛋白难以从肾脏排出而蓄积于体内，导致了高脂血症。持续高脂血症，脂质从肾小球滤出，可导致肾小球硬化和肾间质纤维化。

（三）水肿

水肿的发生与下列因素有关。①原发性水清除障碍。②低蛋白血症降低血浆胶体渗透压，当血浆白蛋白 <25 g/L 时，液体将在间质区潴留；<15 g/L 则可有腹水或胸腔积液形成。③水、钠潴留：血浆胶体渗透压降低使血容量减少，刺激了渗透压和容量感受器，促使 ADH 和肾素-血管紧张素-醛固酮分泌、心钠素减少，最终使远端肾小管钠、水吸收增加，导致水、钠潴留。④低血容量使交感神经兴奋性增高，近端肾小管 Na^+ 吸收增加。

（四）其他

患儿体液免疫功能降低与血清 IgG 和补体系统 B、D 因子从尿中大量丢失有关，也与 T 淋巴细胞抑制 B 淋巴细胞 IgG 合成转换有关。抗凝血酶Ⅲ丢失，而Ⅳ、Ⅴ、Ⅶ因子和纤维蛋白原增多，使患儿处于高凝状态。由于钙结合蛋白降低,血清结合钙可以降低;当 25-(OH)-D$_3$ 结合蛋白同时丢失时,使游离钙也降低。另一些结合蛋白降低,可使结合型甲状腺素(T$_3$、T$_4$)、血清铁、锌和铜等微量元素降低;转铁蛋白减少则可发生低色素小细胞性贫血。

三、临床表现

按临床表现可分为单纯性肾病及肾炎性肾病。

(一)单纯性肾病

初发病例多见于 2~6 岁,男孩多见。主要表现水肿,开始于眼睑、面部继而全身,为凹陷性水肿,严重时可产生胸腔积液、腹水及阴囊水肿。由于水肿,患儿面色苍白,精神萎靡不振,食欲缺乏常伴腹泻、少尿。一般无血尿及高血压。

1.尿液检查

蛋白尿＋＋＋以上,24 小时尿蛋白定量＞100 mg/kg。

2.血液检查

血浆白蛋白下降(＜30 g/L);血蛋白电泳示白蛋白减低,α$_2$ 球蛋白增高;血胆固醇增高＞5.7 mmol/L;血清补体正常,IgG 减低,IgM、IgE 增加;BUN、Cr 正常。

(二)肾炎性肾病

学龄儿童以及婴儿多见,男孩多见。水肿可轻可重。血浆白蛋白轻度下降,α$_2$ 球蛋白、γ 球蛋白增高;常伴血尿和(或)高血压,部分患儿血清补体下降,肾功能不同程度损害。

多数肾病儿童不需要进行诊断性肾活检,但对临床或实验室证据支持肾炎性肾病者以及对糖皮质激素治疗耐药或频繁复发者,需作肾活检明确病理类型。

四、诊断

诊断肾病综合征并不困难,根据大量蛋白尿和低白蛋白血症即可作出诊断,高度水肿和高脂血症并非诊断必备条件。

在诊断建立后,需明确该病是否继发于其他疾病如部分非典型链球菌感染后肾炎、系统性红斑狼疮性肾炎、过敏性紫癜性肾炎、乙型肝炎病毒相关性肾炎及药源性肾炎等,在排除继发性病因后方可诊断原发性肾病综合征。

五、并发症

(一)感染

肾病患儿极易罹患各种感染,感染又是患儿久治不愈和复发的主要原因。

常见为呼吸道、皮肤、泌尿道感染和原发性腹膜炎等,其中尤以上呼吸道感染最多见,占50%以上。呼吸道感染中病毒感染常见。细菌感染中以肺炎链球菌为主,结核分枝杆菌感染亦应引起重视。另外,肾病患儿的医院感染不容忽视,以呼吸道感染和泌尿道感染最多见,致病菌以条件致病菌为主。

(二)电解质紊乱

常见低钠血症、低钾血症、低钙血症。其临床表现分述如下。①低钠血症:多为稀释性低钠,表现精神、食欲缺乏、口渴不欲饮、四肢湿冷、血压下降;严重时可因神经细胞内水肿出现头痛、反应迟钝、嗜睡、抽搐、昏迷等。②低钾血症:表现恶心、呕吐、食欲缺乏、腹胀、肠鸣音减低肠麻痹、膝反射消失、四肢无力;严重时心音低钝、心脏扩大,甚至发生心室纤颤、心搏骤停。③低钙血症:主要表现神经、肌肉兴奋性增高;如手足搐搦(手腕部屈曲、拇指内收,另4只手指伸直;二足踝部伸直、内收);严重时出现喉痉挛造成吸气性梗阻、有喉鸣,甚至出现全身抽搐。

(三)休克

因间质水肿、大量蛋白尿、低白蛋白血症造成血浆胶体渗透压下降,导致血容量下降,引起休克。也有部分患儿因合并严重感染导致感染中毒性休克,出现皮肤发花、四肢厥冷、血压下降。

(四)血栓形成

因血容量下降、血液浓缩、血流缓慢,加之使用皮质激素造成高凝,易发生血栓,以肾静脉血栓最常见,其次为下腔静脉、下肢静脉等。

六、治疗

(一)一般治疗

适当休息,适量蛋白饮食,水肿明显时应限水并低盐,症状缓解后不必继续限盐,恢复正常饮食。水肿较重伴尿少者可使用利尿剂。伴有高血压者可用血管紧张素转换酶抑制剂如卡托普利或钙通道拮抗剂治疗。不主张以抗生素作预防性用药,但有细菌性感染时即应使用抗生素。常用的药物有青霉素类、红霉素、磷霉素钠、头孢菌素等。

(二)糖皮质激素治疗

糖皮质激素为肾病综合征治疗的首选药物,常用泼尼松,每天 2 mg/kg,最大量≤60 mg/d,分次口服,持续4～6周,然后视尿蛋白情况改为每次 2 mg/kg,隔天晨间一次顿服,持续4周骤停(短程疗法)或逐渐减量,总疗程6个月至1年左右(中长程疗法)。激素减量时应注意激素撤减综合征发生,表现有精神差、食欲缺乏、腹痛及腹泻,严重时四肢凉、血压下降。一旦出现即应给以扩容,可使用低分子右旋糖酐每次 10 mL/kg(最大量不超过 250 mL/d)静脉滴注,或血浆每次 5～10 mL/kg 静脉输注,同时氢化可的松每次 5～8 mg/kg 静脉滴注。

(三)免疫抑制剂

有加强激素疗效和防止复发的作用,主要用于糖皮质激素依赖、耐药或出现严重不良反应者,与小剂量糖皮质激素同时使用。常用药有环磷酰胺:一般每天剂量 2.0～2.5 mg/kg,分次口服,疗程 8～12 周,总量不超过200 mg/kg。或用环磷酰胺静脉冲击治疗,剂量 10～12 mg/(kg·d),加入 5％葡萄糖盐水 100～200 mL内静脉滴注 1～2 小时,连续 2 天,为 1 个疗程,用药日嘱多饮水,每两周重复 1 个疗程,累积量＜150 mg/kg。环磷酰胺不良反应有白细胞减少、秃发、肝功能损害、出血性膀胱炎等,少数可发生肺纤维化。最令人瞩目的是其远期性腺损害。病情需要者可小剂量、短疗程,间断用药,避免青春期前和青春期用药。

(四)纠正电解质紊乱

1.低钠血症

如血钠在 120～130 mmol/L,临床无明显症状时,可给利尿剂、口服钠盐或静脉滴注 0.9％氯化钠注射液治疗,如血钠在 110～120 mmol/L,临床出现低钠表现时应使用 3％氯化钠每次 12 mL/kg 静脉滴注,在严密观察下(一般情况、血压)先用半量,如一般情况好转,血压回升,以后再缓滴余下的半量,并监测血钠再定下步治疗措施。

2.低钾血症

如血钾在 3.0～3.5 mmol/L。临床表现不明显,可口服 10％氯化钾每次 5～10 mL,每天 2～3 次。如血钾＜3.0 mmol/L,有低钾表现时,每天应给氯化钾 0.15～0.2 g/kg,配成 0.3％浓度静脉点滴。

3.低钙血症

用 10％葡萄糖酸钙 5～10 mL 静脉缓注,如有抽搐尚需用地西泮(安定)或苯巴比妥肌内注射。如仍无效应考虑低镁血症存在,应测血镁,血镁低时用 25％硫酸镁每次 0.25 mL/kg,深部肌内注射,每 6 小时 1 次,每天 3～4 次至症状得以缓解后停止。

(五)抗凝治疗

由于肾病往往存在高凝状态和纤溶障碍,易并发血栓形成,需加用抗凝和溶栓治疗。常用双嘧达莫每天 5~10 mg/kg,分 2~3 次口服;肝素每次 0.5~1 mg/kg静脉注射,每天 1~2 次;尿激酶每天 2 000~4 000 U/kg,可分 2 次静脉缓注,7~10 天为 1 个疗程。

(六)免疫调节剂

一般作为糖皮质激素辅助治疗,适用于常伴感染、频复发或糖皮质激素依赖者。左旋咪唑 2.5 mg/kg,隔天用药,疗程 6 个月。不良反应可有胃肠不适、流感样症状、皮疹、中性粒细胞下降,停药即可恢复。还可用具有免疫调节作用的中药制剂如虫草、黄芪等。

第四节 IgA 肾 病

一、概述

IgA 肾病是指肾小球系膜区有广泛、显著的 IgA 沉着的肾小球疾病,故为一免疫病理诊断。其特征是肾小球系膜区有弥漫性的 IgA 沉着,这种病变伴随着不同程度的局灶性或弥漫性系膜增生。临床上常以发作性短暂肉眼血尿和镜下血尿为其特点,故临床上常称为再发性血尿,良性再发性血尿,局灶性肾炎等。

二、临床表现

(1)发作性肉眼血尿。

(2)镜下血尿伴或不伴无症状性蛋白尿。

(3)肾病综合征。

(4)肾炎综合征。

(5)单纯性蛋白尿。

(6)急进性肾炎。

三、检查

肾活检,根据肾活检结果确诊,免疫荧光镜检以 IgA 沉积为主是确诊的关键。

四、治疗

(一)糖皮质激素

1.目的

可以通过抑制炎症反应、抑制免疫反应、抑制醛固酮和血管升压素分泌,影响肾小球基底膜通透性等发挥利尿、消除尿蛋白的作用。

2.方法

遵医嘱口服或静脉输液。

3.不良反应

长时间服用激素容易出现肥胖、满月脸、多毛等不良反应,上述不良反应在合理停药后可自行消失。还会出现高血压、高血糖,骨质疏松,感染,诱发或加重溃疡,抑制儿童生长发育,白内障或青光眼,精神症状等。

4.注意事项

按时按量用药,不可漏服或擅自停药。

(二)免疫抑制剂

1.目的

发挥免疫抑制作用。

2.方法

遵医嘱口服或静脉输液。

3.不良反应

胃肠道反应(恶心、呕吐),肝功能损坏,肾毒性,高血压,脱发,骨髓抑制,出血性膀胱炎,感染等。

4.注意事项

毒副作用大,遵医嘱按时按量用药。

五、注意事项

(1)告知患儿及家长要定期到医院接受复查,出院后定时复查尿常规。

(2)积极消除易感和诱发因素,如上呼吸道、皮肤、肠道、尿路感染,根治疮疖,真菌感染,对反复因扁桃体炎而诱发血尿发作的患儿,可行扁桃体切除术,儿童包皮过长者宜适时环切。一旦出现感染,应积极治疗。

(3)指导患儿合理饮食,注意劳逸结合。因劳累过度,剧烈运动,常可使血尿增加,故应做到起居有节,注意卧床休息。适度锻炼身体,防止熬夜,过度疲劳及剧烈运动。

(4)告知患儿及家长注意肾活检伤口的情况,如有腰痛等不适,立即就医,给予相应治疗。

第五节　急性肾损伤

急性肾衰竭(acute renal failure,ARF)是由多种原因导致肾小球滤过率突然和持续性下降,尿素氮和其他代谢产物在血液中蓄积而出现的临床综合征。ARF 是可发生在各种临床情况之下(儿童或成人,门诊或住院,ICU 或非 ICU 患者)的一种复杂的肾功能紊乱。近年来,国际肾病和急救医学界趋向将急性肾损伤(acute kidney injury,AKI)来取代传统 ARF 的概念。其基本出发点是将这一综合征的临床诊断提前。近几年,一系列临床研究证实血肌酐水平的轻微改变与病死率的增加密切相关,目前认识到,在致病因子作用下有些患者虽已发生不同程度的急性肾功能异常,但还未进入肾衰竭阶段,不要等到肾衰竭时才承认它的存在。AKI 的相对未被认识的预后可能导致继发慢性肾病并最终进展到依赖透析。因而对于儿童急性肾损伤的早期诊断、及早干预、早期治疗及降低病死率具有更重要的意义。

一、病因

(一)循环障碍

肾血流量的急剧减少可以造成肾小球滤过率的急剧减少从而导致 AKI 甚至 ARF,如新生儿的失血、重度窒息休克、先天性心脏病、心肌病、重度脱水、大失血、外科手术大出血、烧伤等。

(二)感染和免疫

很多免疫性疾病和感染可以损害肾小球而引起 AKI 或 ARF。其机制为广泛的肾小球毛细血管壁损害导致肾小球滤过减少。如链球菌感染后肾小球肾炎,由全身性疾病如过敏性紫癜、系统性红斑狼疮、脓毒症等所引起的肾损害导致 AKI 或 ARF 也不少见。

(三)中毒

肾对很多化学物质或生物学活性物质极为敏感。毒性物质直接作用于肾,

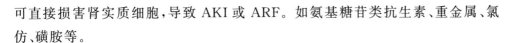

可直接损害肾实质细胞,导致 AKI 或 ARF。如氨基糖苷类抗生素、重金属、氯仿、磺胺等。

(四)肾血管病

原发性或继发性肾血管病可导致 AKI 或 ARF。如双侧肾动脉栓塞常见于新生儿脐动脉插管,年长儿双侧肾静脉血栓常见于高渗性脱水、外伤性低血压及肾病综合征。儿童期溶血尿毒综合征及弥散性血管内凝血常导致肾功能损害。

(五)尿路梗阻

先天性或后天性解剖异常可导致双侧尿路梗阻。如结石、肿瘤、盆腔血肿、尿道周围脓肿、先天性尿路畸形、尿路狭窄、磺胺结晶等。

二、定义及诊断

近年来,大量临床研究资料显示肾功能轻度损伤与发病率及病死率的增加相关。2001 年,Bellomo 等首次将肾功能分为正常肾功能、AKI、急性肾衰竭综合征、严重急性肾衰竭综合征。但至目前为止,尚未对 AKI 作出有实用价值的准确定义。研究结果表明血肌酐上升 $26.5\ \mu mol/L(0.3\ mg/dL)$ 可以使病死率上升 4.1 倍。临床检验研究证明,血肌酐上升 $26.5\ \mu mol/L$ 与检验技术波动的关系不大。因此,在早期诊断原则指导下,2005 年 9 月,由 ISN、ASN、NFK 及急诊医学专业来自全球多个国家地区的专家在阿姆斯特丹召开会议,再次讨论 AKI 的定义为:病程在 3 个月以内,包括血、尿、组织学及影像学检查所见的肾结构与功能的异常。AKI 与无 AKI 患者相比院内病死率高 4 倍。目前的定义强调对疾病的干预,但也需要长期临床研究进行验证。同时,阿姆斯特丹会议决定以 48 小时内血肌酐上升 $\geqslant 26.5\ \mu mol/L$ 或原血肌酐值增长 $\geqslant 50\%$ 和(或)尿量 $< 0.5\ mL/(kg \cdot h)$ 达 6 小时,定为 AKI 的诊断标准,并定出了病情的分期标准。这一诊断标准特点在于定出了 AKI 的诊断时间窗:48 小时内血肌酐上升 $26.5\ \mu mol/L$,提高早期诊断率,为早期干预提出了可能性。这一标准同样适合儿童。这一标准降低了对肌酐基础值的要求,但强调了 48 小时内肌酐的变化(至少检测 2 次)及检测尿量的重要性,仅根据尿量标准进行诊断可能有假阳性,必须排除梗阻以及可逆性少尿。这一诊断标准的可行性如何,还需要大量临床资料去验证。AKI 更确切的命名将逐渐取代传统 ARF 的概念,但目前全球还没有 AKI 准确定义的统一意见,存在着各抒己见的状况。

三、治疗

(一)药物治疗

目前已有多种药物能有效阻止或减轻实验性 AKI,如多巴胺激动剂、利尿剂、利钠肽等,但是应用于临床均未获得成功,有待基础及临床进一步研究。同时必须重视 AKI 原发病因治疗,防止发生多器官功能障碍综合征。

(二)肾脏替代治疗

1.治疗时机

在 AKI 的肾脏替代治疗(renal replacement therapy,RRT)中,大家共同关注的问题是开展 RRT 的最佳时机尚无统一标准。大多数学者主张在患者内科治疗失败,出现脓毒症综合征或水、电解质、酸碱失衡时,才开始 RRT 治疗。也有学者主张当血尿素氮(BUN)升高到35.7 mmol/L时进行"预防性"透析,可减少发病率,改善存活率。早期或预防性 RRT 能更好控制水、电解质和酸碱平衡,为原发病的治疗创造条件,促进肾功能恢复,改善预后。但目前仍没有充分的数据来确定 AKI 进行 RRT 的适宜时机,早期开始 RRT 可能改善部分患者的预后,但也可能使部分患者风险增加。

2.治疗模式

近年来,RRT 的模式已发展到多种,如间歇性血液透析(Intermittent hemodialysis,IHD)、腹膜透析、连续性肾脏替代治疗(continuous renal replacement therapy,CRRT)以及新兴的"混合"模式(长时低效透析)。但现有的数据不能提供模式选择的客观标准,各模式的疗效比较迄今无循证医学的结论。①间断模式与持续模式:目前的研究多是回顾性或非随机前瞻性的,故仍得不出 CRRT 较 IHD 更有益的结论。目前,法国 Hemo DIHFE 研究正在进行中,将 350 例危重 AKI 随机分入 IHD 或连续性静-静脉血液透析滤过(CV-VHDF)组进行比较,其结果有望提供 AKI 患者 RRT 治疗模式选择的可靠依据。②"混合"模式是近10 年来发展的 RRT 模式,采用 IHD 技术,将治疗时间延长,更缓慢地清除容量和溶质。目前,这种模式得到了越来越广泛的应用,但该模式对预后的影响情况有待进一步研究。

3.治疗剂量

(1)IHD:可增加治疗强度和频率,有研究提示,透析剂量增加与存活率改善相关。尿素动力学模型在 AKI 中的应用方法还未很好地建立,放射性核素检测显示,AKI 患者尿素分布容积(Vurea)大于体内总液量,提示计算透析处方时总体液量的估计应增加约 20%，以补偿 V_{urea} 的显著增加。

(2)CRRT：关于 CRRT 不同剂量与预后间的关系，研究结果不一。2000 年，Palevsky 应用连续性静-静脉血液滤过(CVVH)治疗 AKI 患者，将患者随机分为 3 组，超滤率分别为 20mL/(kg·h)、35mL/(kg·h)和45mL/(kg·h)，结果发现 3 组存活率分别为 41%、57%和 58%。但另一个研究发现，与 24～36L/d 比较，超滤容量>72L/d 与存活率改善无关。

第六节 狼疮性肾炎

一、概述

狼疮性肾炎是系统性红斑狼疮(systemic lupus erythematosus,SLE)的肾脏表现。SLE 是一种累及多个器官的自身免疫性疾病，发病率和病死率较高，有 15%～20% 的 SLE 在儿童期发病，其中 30%～80% 的有肾脏受累。儿童 SLE 常发生于青春期，女孩发病较男孩多。与成人相比，儿童 SLE 更常累及肾脏、神经系统，预后更差。儿童肾脏受累的表现差异很大，可从尿液分析发现轻微异常至严重的肾功能不全。

二、临床表现

(一)肾脏受累表现

可有不同程度的血尿、蛋白尿，常伴管型尿及肾功能损害。

(1)急性肾炎型,较少见。

(2)肾病综合征型:可表现为单纯性肾病综合征或肾病综合征伴随肾炎性肾病。

(3)急进性肾炎型,少见,急起进展快,肾功能迅速恶化,短时间内发展为肾衰竭。

(4)慢性肾炎型。

(5)孤立性血尿和(或)蛋白尿型。

(6)肾小管间质损害型。

(二)全身表现

1.一般症状

病初有发热,乏力,食欲缺乏及体重下降。

2.关节炎

90%患儿有多发性小关节疼痛,1/3伴肌痛。

3.皮肤黏膜损害

50%患儿出现蝶形红斑,50%出现脱发,还可有口腔溃疡。

4.血液系统

贫血,白细胞减少,血小板减少。

5.心血管系统

心肌炎,心瓣膜炎,心包炎,心力衰竭。

6.呼吸系统

可有咳嗽,气促。

7.神经系统

临床表现复杂多样,如精神异常、偏瘫、舞蹈病、头痛、运动性失语等。

8.其他

可见肝脾大,腹痛,肺出血,眼部病变。

三、检查

(一)检查项目

尿常规、血常规、血生化、血清补体测定、肾活检。

(二)检查目的及注意事项

1.尿常规

(1)目的:查看患儿尿红细胞、尿蛋白的情况。

(2)注意事项:通常送检晨尿。所谓晨尿,即起床后空腹状态下第一次排出的尿液。因晨尿受食物及其他因素干扰最少,各种成分的含量最稳定。注意避免外物混入干扰检测结果:如女孩应避开经期留尿,留尿前注意清洁外阴及尿道口,留取中段尿,最好将尿液直接排入送检的专用小瓶内并及时送检。

2.血常规

(1)目的:查看患儿有无中性粒细胞、淋巴细胞和血小板的减少。

(2)注意事项:注意三查八对,采集足够血量,及时送检。

3.血生化

(1)目的:判断肾功能及肝功能的情况。

(2)注意事项:晨起空腹采血,空腹8小时以上。避免剧烈运动。注意三查八对,采集足够血量,及时送检。

4.血清补体测定

(1)目的:查看自身抗体,补体C_3和补体C_4的测定。

(2)注意事项:采集足够血量,及时送检。

5.肾活检

根据肾活检结果确诊。

四、治疗

(一)糖皮质激素

1.目的

可以通过抑制炎症反应、抑制免疫反应、抑制醛固酮和血管升压素分泌,影响肾小球基底膜通透性等发挥利尿、消除尿蛋白的作用。

2.方法

遵医嘱口服或静脉输液。

3.不良反应

长时间服用激素容易出现肥胖、满月脸、多毛等不良反应,上述不良反应在合理停药后可自行消失。还会出现高血压、高血糖,骨质疏松,感染,诱发或加重溃疡,抑制儿童生长发育,白内障或青光眼,精神症状等。

4.注意事项

按时按量用药,不可漏服或擅自停药。

(二)免疫抑制剂

1.目的

发挥免疫抑制作用。

2.方法

遵医嘱口服或静脉输液。

3.不良反应

胃肠道反应(恶心、呕吐),肝功能损坏,肾毒性,高血压,脱发,骨髓抑制,出血性膀胱炎,感染等。

五、注意事项

(1)避免诱发因素。患儿要避免长时间接触日光,防紫外线照射,避免刺激性物质接触皮肤等。

(2)根据患儿病情变化调整不同的饮食。有水肿、高血压者控制钠盐的摄入,每天不超过 3 g。肾功能损害严重、大量蛋白尿者,易造成低蛋白血症,给予优质蛋白饮食,如牛奶、鸡蛋、瘦肉、鱼等。少食增强光敏感作用的食物,如芹菜、蘑菇等。使用激素药物期间,适当控制食量,少吃含糖高的食物。

(3)告知出院患儿及家长控制疾病的基本知识,继续服药者一定要遵医嘱用药,不得随意增量、减量、停药。定期复查,作息要规律,避免劳累、受凉,增强体质,提高免疫力。

第七节　过敏性紫癜性肾炎

一、概述

过敏性紫癜性肾炎简称紫癜性肾炎,是指过敏性紫癜时肾实质的损害。过敏性紫癜性肾炎临床表现除有皮肤紫癜、关节肿痛、腹痛、便血外,肾脏受累主要表现为血尿和蛋白尿、部分重症患儿可引起肾功能受损。肾脏受累多发生于皮肤紫癜后数天至数周内。

二、临床表现

(一)皮疹

绝大多数患儿以皮疹为首发症状。过敏性紫癜特征性皮疹为出血性,对称分布,在下肢远端,踝膝关节周围密集,其次为臀部及上肢,也可发生于面部,躯干少见。

(二)关节症状

半数以上患儿可发生多发性,游走性关节肿痛,关节周围有皮疹者,肿痛更明显,受累关节活动受限,数天消退后无关节变形。

(三)消化道症状

常见的症状为腹痛,呈阵发性绞痛。可伴呕吐,血便,呕血,易误诊为急腹症。

(四)肾脏症状

血尿,蛋白尿。

(五)其他

水肿,高血压,氮质血症。

三、检查

肾活检,根据肾活检结果确诊。

四、治疗

(一)糖皮质激素

1.目的

可以通过抑制炎症反应、抑制免疫反应、抑制醛固酮和血管升压素分泌,影响肾小球基底膜通透性等发挥利尿、消除尿蛋白的作用。

2.方法

遵医嘱口服或静脉输液。

3.不良反应

长时间服用激素容易出现肥胖、满月脸、多毛等不良反应,上述不良反应在合理停药后可自行消失。还会出现高血压、高血糖,骨质疏松,感染,诱发或加重溃疡,抑制儿童生长发育,白内障或青光眼,精神症状等。

4.注意事项

按时按量用药,不可漏服或擅自停药。

(二)免疫抑制剂

1.目的

发挥免疫抑制作用。

2.方法

遵医嘱口服或静脉输液。

3.不良反应

胃肠道反应(恶心、呕吐),肝功能损坏,肾毒性,高血压,脱发,骨髓抑制,出血性膀胱炎,感染等。

4.注意事项

毒副作用大,遵医嘱按时按量用药。

五、注意事项

(1)合理搭配饮食,给予低盐低脂低优质蛋白,避免鱼虾蛋奶的饮食。多吃富含维生素 C、钙质、维生素 K 的食物,维生素 C 是保护血管和减低血管通透性的必要物质,如新鲜蔬菜、水果。

(2)尽可能避免接触各种可能致病的变应原。

(3)指导家长定期门诊复查尿常规,至少监测半年。

(4)患儿应保持生活规律,充分休息,避免过度疲劳,避免到人多的公共场所。注意防止感染。

(5)告知家长遵医嘱按时服药,避免服用对肾脏有毒的药物。尤其是激素,应遵医嘱逐渐减停,不可自行停药,防止病情复发。

第八节　泌尿道感染

一、概述

泌尿道感染俗称尿路感染,指病原体直接侵入尿路,在尿液中生长繁殖,并侵犯尿路黏膜或组织而引起损伤。

二、临床表现

(一)急性尿路感染

因年龄,感染部位及病情轻重临床表现不同,小儿时期尿路感染症状多不典型,且年龄越小全身症状越明显。

1.新生儿

新生儿以全身症状为主,如发热或体温不升、面色苍白、吃奶差、呕吐、腹泻及体重不增等,伴有黄疸者较多见,部分患儿可有嗜睡,烦躁甚至惊厥,尿路刺激症状不明显。

2.婴幼儿

发热为最突出表现,拒食,呕吐,腹泻等全身症状也较为明显,常伴有排尿时哭闹,尿布有臭味和顽固性尿布疹,尿路刺激症状随年龄增长而趋明显。

3.年长儿

与成人症状相近。上尿路感染时,有发热、寒战、腹痛,多伴有尿路刺激症状,部分患儿可有血尿或蛋白尿,下尿路感染时,全身症状多缺乏,主要表现为尿频、尿急、尿痛等尿路刺激症状,可有终末血尿及遗尿。

(二)慢性尿路感染

病程多持续 1 年以上,症状轻重不等,可从无明显症状直至肾衰竭。反复发作者可表现为面容憔悴、倦怠无力、食欲缺乏、体重减轻、间歇性低热和进行性贫血,尿路刺激症状可无或间歇出现,部分患儿常以血尿、高血压、长期低热就诊,易误诊,女孩还可表现为无症状菌尿,易漏诊,但 B 超、静脉肾盂造影或核素肾图检查都会发现肾脏有瘢痕形成,该类患儿多合并有尿路畸形。

(三)无症状菌尿

无症状菌尿是指临床无症状,中段尿培养菌落数$\geqslant 10^5/mL$的有意义菌尿。

三、检查

(一)检查项目

尿常规,血常规,尿培养。

(二)检查目的及注意事项

1.尿常规

查看患儿尿白细胞的情况。

2.血常规

查看患儿白细胞的情况,感染情况。

3.尿培养

尿培养是诊断泌尿道感染的重要证据。尿培养标本通常采集清晨首次新鲜中段尿。中段尿的收集方法:在留尿的前一天晚上睡觉前用清洁温水清洗尿道口后,给患儿换上干净内裤。第二天清晨排尿前再用 3％硼酸溶液清洗尿道口后,让患儿排尿,将准备好的无菌容器打开瓶盖准备接尿,刚开始的一段尿不要,留取排尿过程中中间的一段清洁尿液(即清洁中段尿)10～20 mL 于无菌容器中,即可加盖后送检。在此过程中,家长尤其要注意操作,不能污染了无菌容器,否则会影响化验结果。对于不能配合的婴幼儿可用无菌尿袋收集尿标本,收集到的尿标本应在 30 分钟内送检。如不能马上送检,应放置在 4 ℃冰箱内,以防细菌在尿液中繁殖,影响尿培养结果。

四、治疗

抗生素治疗感染,遵医嘱静脉输液。

五、不良反应

少数情况下发生变态反应,毒性反应。

六、注意事项

按时用药,定期复查,防止复发与再感染。在抗生素治疗疗程结束后每月随访 1 次,复查尿常规及尿培养,连续 3 个月,如无复发可认为治愈。反复发作的患儿每 3～6 个月复查 1 次,检查 2 年或更长时间。

第六章　儿科常见神经系统疾病

第一节　癫痫持续状态

癫痫持续状态(status epilepticus,SE)是由各种原因引起的惊厥持续 30 分钟以上或频繁惊厥意识未完全恢复超过 30 分钟者称为癫痫持续状态。而国际抗癫痫协会认为:反复频繁或持续的癫痫发作所导致固定而持续的癫痫状况即为癫痫持续状态。本病是儿科常见且急危重症,病死率甚高,需紧急诊断及处理。有人统计 85% 发生在 5 岁以内,1 岁以内的发生率约占 1/3。

一、病因

(一)颅内感染

(1)各种细菌性脑膜炎、脑脓肿、颅内静脉窦炎、结核。

(2)各种病毒性脑炎、脑膜炎,传染后及预防接种后脑炎。

(3)各种脑寄生虫病。

(二)颅外感染

1.全身感染

败血症、高热惊厥、破伤风、猩红热、麻疹及伤寒等。

2.消化道感染

各种细菌性、病毒性肠炎。

3.呼吸道感染

各种上呼吸道感染及重症肺炎。

(三)颅内非感染疾病

(1)癫痫。

(2)脑外伤:颅骨骨折、脑挫裂伤等。

(3)脑血管病:颅内出血、脑血管炎、脑栓塞、高血压脑病。

(4)脑肿瘤:包括脑膜白血病。

(5)颅内畸形。

(6)中枢神经遗传、变性、脱髓鞘性疾病。

(四)颅外非感染性疾病

1.中毒

有毒动植物(如蛇毒、毒蕈、白果、马钱子),细菌性毒素(破伤风杆菌、肉毒杆菌、志贺菌及沙门菌),无机、有机毒物(金属铅、汞中毒、一氧化碳中毒),农药(有机磷),杀鼠药(磷化锌、安妥、敌鼠钠盐)以及药物中毒(异烟肼、氨茶碱、抗组胺药、樟脑、吩噻嗪类、戊四氮、士的宁等)。

2.缺氧、缺血

各种原因引起的呼吸和循环衰竭、窒息、休克、严重贫血等。

3.代谢性疾病

低血糖、低血钙、低血镁、低血钠、高血糖、高血钠、苯丙酮尿症、半乳糖血症、维生素缺乏和依赖(如维生素 B_6)、脂质代谢病、肝性脑病、尿毒症晚期等。

4.其他

卟啉症、Reye 综合征、系统性红斑狼疮。另外最常见的原因是骤停抗癫痫药。

二、诊断要点

(一)病史

1.年龄

不同年龄组引起癫痫持续状态的病因不同。新生儿期以围生期窒息、颅内出血、低血糖、低钙血症为主;婴幼儿期则以高热惊厥、低钙血症、细菌性痢疾、化脓性脑膜炎、颅内畸形、癫痫、苯丙酮尿症等为主;学龄期常见病因有中毒、颅内感染、癫痫、颅脑外伤、肿瘤、肾性高血压脑病等。

2.发病季节

春天常见流行性脑脊髓膜炎,维生素 D 缺乏性手足搐搦症;夏季常见乙型脑炎、细菌性痢疾;秋季多见肠道病毒性脑炎;冬季多见肺炎、百日咳脑病;癫痫及中毒引起者终年可见。

3.出生史

难产可致新生儿窒息,颅内出血和感染,旧法接生新生儿易患破伤风。

4.喂养史

人工喂养,晒太阳少,又未补充维生素 D 及钙剂者,易引起维生素 D 缺乏性手足搐搦症;若单纯羊乳或牛乳喂养易致低镁血症。

5.既往史

既往有无热性惊厥。若惊厥反复发作且伴智力低下,可见于颅内感染、出血、外伤、缺氧等后遗症,以及先天性脑发育不全。癫痫可发生于各年龄组,注意有无抗癫痫药物不规则使用史及有无进食毒物或误服毒药史。

(二)症状

若持续状态伴发热多为感染性疾病;无热多为癫痫、颅内肿瘤、脑血管病、畸形、代谢紊乱及中毒等;若伴头痛及喷射性呕吐可为颅内感染及颅内占位性病变;而腹泻时可引起水电解质紊乱。

(三)体征

1.全身性强直-阵挛性癫痫持续状态

其表现为一次或一系列的全身性强直-阵挛性抽搐,持续 30 分钟以上,发作间期意识不恢复。其常见原因为突然停用抗癫痫药或感染中毒及代谢紊乱。

2.全身性肌阵挛性癫痫持续状态

其表现局限性或广泛性肌肉反复的发作性抽动,可持续半小时至数天,一般不伴意识障碍,本型常并发于脑变性疾病,中毒性、代谢性和缺氧性脑病。

3.全身性失神持续状态

其又称棘慢波性昏睡,其特点为不同程度的意识障碍,表现为单纯的精神错乱、静止不动或缄默不语,但没有强直-阵挛性或肌阵挛性发作。此型最常见于以往有失神小发作的病儿。

4.半身发作持续状态

表现身体一侧连续反复地出现强直-阵挛性抽搐,常伴意识障碍,颅内感染、脑血管病、代谢紊乱或缺氧是其发作原因,多见于婴幼儿,可留有偏瘫后遗症。

5.局限性运动性癫痫持续状态

表现为身体某一部分或一侧的快速阵挛性抽搐,意识无障碍,皮层局部病变或代谢紊乱是其原因。

6.持续性部分性癫痫状态

本型特点是身体某个局部肌肉持续性不规则的阵挛性抽搐,意识存在。

7.复杂性部分性癫痫持续状态

表现为精神错乱或反复发作的自动症。

根据抽搐发作形式,判断类型不难,但应在此基础上注意血压、体温等变化,有无皮疹、脱水、脑膜刺激征及病理反射等,以期获得病因诊断。而原发性癫痫往往缺乏病因,因与遗传有关故又称遗传性癫痫,约占总发病的70%,主要发病年龄在5~15岁。

(四)实验室及特殊检查

(1)根据病情可查血、尿、粪常规,血小板计数,测定血糖、钙、镁、钾、钠及肝功等。有白细胞计数增高,核左移示细菌感染或乙型脑炎;嗜酸粒细胞增高,应考虑脑寄生虫病;血片中发现大量嗜碱性点彩红细胞提示铅中毒;原始、幼稚细胞增多,提示中枢神经白血病。疑为脑型疟疾时应查找疟原虫;疑中毒性菌痢时可行冷盐水灌肠,洗出大便查常规;疑肾盂肾炎时应查尿常规;对于第一次发作特别是2岁以下小儿且伴发热者应常规查脑脊液,对怀疑颅内感染的年长儿亦应查脑脊液常规和检菌;必要时做脑脊液培养。

(2)头颅超声和CT检查有助于发现颅内占位性病变及发现脑结构异常;脑电图对癫痫、颅内感染和颅内占位性病变的诊断都有帮助;胸部X线检查可发现肺炎、结核病灶,对结核性脑膜炎的诊断不可缺少。

三、病情判断

在癫痫持续状态中,因热性惊厥引起者占小儿的20%~30%;而癫痫本身引起者均占15%~30%;而症状性占40%~60%,多由急性疾病引起,其病死率及致残率较高。癫痫持续状态预后还与原发病、持续时间、发作类型及病儿年龄有关。近年由于诊治的进步和提高,癫痫持续状态的病死率已从过去的20%~30%下降到5%~10%。原发病、呼吸功能不全、循环衰竭和用药不当均可成为病儿的死亡原因。一般来说,年龄越小,发生严重神经系统后遗症的可能性就越大,如新生儿预后严重。惊厥持续时间越长,预后越差。大发作持续状态在10小时以上常留有严重的神经系统后遗症,平均持续时间13小时可致死亡。

实验证明,惊厥持续 20 分钟后大脑皮质氧分压降低,细胞色素酶减少,引起局部供氧不足;若持续 60 分钟以上,海马、扁桃体、小脑、丘脑、杏仁核、大脑皮质中间层发生永久性细胞损害,并可出现继发性代谢障碍合并症,发生明显的乳酸性酸中毒、电解质紊乱、低血糖、颅内高压和自主神经功能紊乱,包括高热、大汗、脱水、腺体分泌增加、呼吸道梗阻、血压变化,终致休克,因肌肉极度抽搐,发生肌细胞溶解,肌球蛋白尿,并导致下肾单位肾变性,最终发生呼吸、循环及肾、脑衰竭而死亡,存活者可因惊厥性脑损害存留严重的后遗症。癫痫持续状态的预后还与发作类型有关,全身强直-阵挛性癫痫持续状态病死率较高,而全身性失神持续状态及复杂性部分性癫痫持续状态预后较好,而其他类型的发作预后不定,取决于原发病。

四、治疗

(一)一般处理

(1)病儿平卧床上,头取侧位,防止呕吐物吸入,解松衣领、裤带,减少一切不必要的刺激,要专人守护,防止舌咬伤和摔伤,保证呼吸道通畅及氧吸入。

(2)监测生命体征,观察心功能状态。

(3)简要采集病史及体格检查,并取血、尿、粪做必要的化验检查。

(二)初步治疗

(1)针刺人中、百会、合谷、涌泉、内关及印堂等穴位以解痉,以上穴位 1 次选 2～3 个。

(2)50％葡萄糖液 2 mL/kg 静脉注射,若无效可再给 10％葡萄糖酸钙 1～2 mL/kg(最大量20 mL)稀释 1 倍后缓慢静脉注射以治疗可能存在的低钙血症。经上处理仍未停止发作,若为新生儿可继续静脉注射维生素 B_6 25～100 mg。

(3)伴有高热者应予头置冰袋、乙醇擦浴(新生儿不宜应用)等物理方法降温,肌内注射退热药如赖氨酸阿司匹林等。

(三)抗癫痫药物应用

1.地西泮

为首选药物,其作用机制是抑制癫痫灶活动扩散,抑制杏仁核、海马、丘脑的后放电阈值。

(1)静脉推注:剂量每次 0.25～0.5 mg/kg,速度 1 mg/min,不经稀释,可将浓度为 5 mg/mL 的地西泮直接静脉注射。为减轻对血管的刺激作用,可选择较大的血管注射。儿童用量不得超过 10 mg,用药 1 分钟后浓度即达高峰,约 20 分钟后浓度下降一半。一般 10～30 分钟后抽搐可复发,故 15～20 分钟后可重复应用。

(2)静脉滴注:可把地西泮 20 mg 加于 5%～10%葡萄糖液 250 mL 中,缓慢静脉滴注,以延长作用时间。

(3)直肠给药:当静脉用药困难时可用此法。剂量为每次 0.5 mg/kg,地西泮溶液在直肠中能迅速吸收,5 分钟后出现抗癫痫效果,10～20 分钟达高峰,亦可用地西泮栓剂,但作用效果缓慢。肌内注射地西泮效果差,此时一般不主张采用。地西泮的不良反应较少,有嗜睡,偶有血压下降及呼吸抑制,另外地西泮能被塑料导管所吸收,所以不要放到塑料注射器内。

2.苯巴比妥

因其广谱、有效、低毒且价廉等已成为临床应用最广泛的抗癫痫药物之一,对大发作疗效较好。其机制是降低神经元的兴奋性,减轻兴奋性突触后电位,而不改变膜电位,并能阻止钾、钠离子穿透细胞膜,阻止神经元的去极化作用,从而提高了癫痫发作阈,并能抑制癫痫灶异常放电的扩散及保护脑组织免受损害。通常,地西泮能使 80%～90%的癫痫持续状态停止发作,但作用时间较短,用药后 10～30 分钟有相当部分病儿复发,而苯巴比妥起作用缓慢(肌内注射后 20～30 分钟)但维持时间长,二药联合应用,互补不足,达到更好的解痉效果。因此,不论先用地西泮是否有效,均应在注射地西泮后即刻给苯巴比妥 10 mg/kg 肌内注射,如未控制,可在 20 分钟或 40 分钟后重复应用,剂量同上。发作控制后,可改口服量 4 mg/(kg·d)维持治疗。不良反应较少且轻,一般仅有嗜睡,偶有呼吸抑制及婴幼儿类似多动症样的过多活动,个别可出现皮疹、高热、血液危象及中毒性肝炎等。

3.苯妥英钠

苯妥英钠为较广谱的抗癫痫药物,能减少癫痫灶内异常放电的扩散,增加脑内 5-羟色胺及 7-氨基丁酸的含量,对大发作疗效较好。静脉注射 10～15 mg/kg,速度不超过 1～3 mg/(kg·min),静脉注射后 15 分钟达高峰值,但浓度很快下降,对大多数病儿有效血浓度为 10～20 mg/L,有人报道静脉注射速度过快或过量时可引起低血压、房室传导阻滞、心室纤颤、呼吸骤停等。此药毒性大且中毒剂量与治疗量相接近,故 1 岁内小儿不宜应用,即使较大儿童也不作为首选。也有人认为静脉注入负荷量能迅速获得疗效,安全且对呼吸及觉醒水平抑制差,因此竭力主张应用。只是对刚出生的新生儿量要减少而已,一般为

5～10 mg/kg,新生儿后期就可按 10～15 mg/kg,本药可用盐水稀释后应用,本药与葡萄糖液或其他溶液混合后会发生沉淀,所以应注意。用药时应测血压、心率及做心电图,用毕应注入无菌生理盐水冲洗局部,以免引起静脉炎。口服吸收完全,用后 4～8 小时达血浆高峰值,一般剂量为 5～10 mg/(kg·d),分 2 次口服,肌内注射吸收缓慢,不宜采用。

4.氯硝西泮

本药抗惊厥作用较地西泮强 5～10 倍,且安全有效,剂量小,维持时间长,有人认为它可取代地西泮作为癫痫持续状态的首选药物,对癫痫发作放电起传播作用的皮质下结构有抑制作用,使脑内单胺类神经递质增加,对全身性强直-阵挛性癫痫持续状态和肌阵挛性持续状态特别有效。其为高脂溶性药物,易透过血-脑屏障,控制癫痫持续状态静脉注射 0.02～0.06 mg/kg,如发作未能控制时,20 分钟后可重复注射。必要时静脉缓慢滴注。大多数病例在几分钟内可停止发作,能维持 24 小时;口服后亦吸收很快,30～60 分钟后即可出现对脑功能的影响,1～2 小时达高峰血浓度,剂量0.1～0.3 mg/kg,鼻饲效果亦好。较大剂量时对心脏及呼吸抑制作用较强,所以剂量要小,速度不宜过快。不可突然停药,免诱发癫痫持续状态,故停用或改用其他抗癫痫药均应逐渐减量过渡。

5.丙戊酸钠

本药可以提高脑中 γ-氨基丁酸的浓度,抑制脑部异常放电的扩散,脂溶性高,易于直肠吸收,口服或直肠栓剂给药 10～20 mg/kg,1～4 小时达高峰血浓度,有人应用此药栓剂治疗癫痫持续状态取得较好效果。

6.应用上述药物持续发作仍未控制,则可使用下述药物

(1)副醛:用生理盐水配成 4% 新鲜溶液 3.75 mL/kg 静脉滴注速度为 0.15 mL/(kg·h),停止发作后应将速度调至能维持不发作的最低速度。深部肌内注射每次 0.15～0.3 mL/kg,每一部位不超过 2.5 mL,20～30 分钟后血浆浓度达高峰。副醛是混悬油剂,直肠吸收缓慢,经光线与空气作用后能变成乙醛进一步变成乙酸,因此需要现用现配,可能对心、肺、肾、肝有毒性作用,但较少见。

(2)水合氯醛:10%溶液每次 0.5 mL/kg,口服或灌肠。

7.麻醉疗法

经前述方法治疗 30～60 分钟癫痫持续状态不能控制,可选用硫喷妥钠,为快速作用的巴比妥类药物,有引起中枢性呼吸麻痹的不良反应,故要慎用。每次 10～20 mg/kg 静脉或肌内注射,配成2.5%溶液,按 0.5 mg/(kg·min)静脉注射,发作停止后应立即停药。异戊巴比妥钠 5 mg/(kg·次),速度不超过

10 mg/min，静脉或肌内注射。此二药止惊效果虽好，但均有抑制呼吸之弊，故用药前应做好抢救准备。

(四)对症处理

癫痫持续状态可出现许多并发症，如低血糖、水电解质紊乱、高热、脑水肿及肺水肿等，应及时诊断与处理，此处仅介绍肺水肿的诊断及处理。

癫痫发作后肺水肿多发生于难以控制的慢性全身性运动发作，可发生于首次、多次或长时间发作后，其发生原因有较多的假说，如声门关闭，脑缺氧及惊厥后颅内压增高，前者已由喉痉挛引起肺水肿所证实，后者由动物实验所显示，其体征有呼吸困难、发绀、粉红色泡沫痰及肺部弥漫性啰音，而不伴有心脏病或心功能不全的病史及体征，胸片示弥漫性双侧性肺泡渗出，不伴有心脏扩大，且通常在 24 小时内迅速消退，但需与吸入性肺炎鉴别。治疗首先是支持疗法，给氧，气管插管，间歇正压吸氧，限制液体入量并利尿，加强止惊药物应用。经以上处理，一般在 48～72 小时缓解，因病儿无心功能不全，一般不需用强心药。及时有效地控制癫痫持续状态，可防止急性肺水肿的发生。

(五)病因治疗

小儿癫痫持续状态的病因有些可以治愈，如低血糖、低血钙、低血镁和硬脑膜下血肿等，应及时治疗，对中枢感染应根据不同病原选用有效抗生素，颅内占位性病变可进行手术切除，癫痫诊断明确者应根据不同发作类型，选择有效药物见表 6-1。对难治性癫痫可用甲状腺素片。近年来有些研究者用胎脑移植加癫痫灶切除对继发性癫痫的治疗获得良好效果。

表 6-1　不同发作类型的抗癫痫药物选择

发作类型	选择药物
大发作，局限性运动性发作	苯巴比妥、苯妥英钠、扑米酮
部分性发作变为全身性发作	卡马西平、丙戊酸钠
精神运动性发作	卡马西平、苯妥英钠、苯巴比妥、扑米酮、氯硝西泮、丙戊酸钠
失神发作	乙琥胺、丙戊酸钠、氯硝西泮、苯巴比妥
肌阵挛性发作	硝西泮、氯硝西泮、丙戊酸钠
失张力性发作	卡马西平
婴儿痉挛症	激素(促肾上腺皮质激素，肾上腺皮质类固醇)、硝西泮、氯硝西泮、丙戊酸钠、苯妥英钠
自主神经性发作	苯巴比妥、苯妥英钠、扑米酮、卡马西平

(六)抗癫痫的正规治疗

癫痫持续状态一旦被控制后就应转入抗癫痫的正规治疗,除了采用综合疗法及去病因治疗外,要适当选择抗癫痫药物。用药原则先从一种药小剂量开始,渐调整药量,长期规律服药,一般服药至癫痫发作停止 2～4 年,并逐渐减药以至停药。注意用药的毒性作用,并定期复查,指导完成治疗方案。

第二节 化脓性脑膜炎

化脓性脑膜炎亦称细菌性脑膜炎,是由各种化脓菌引起的以脑膜炎症为主的中枢神经系统感染性疾病。婴幼儿多见,2 岁以内发病者约占该病的 75%,发病高峰年龄是 6～12 个月,冬春季是化脓性脑膜炎的好发季节。化脓性脑膜炎的主要临床特征是发热、头痛、呕吐、惊厥、意识障碍、精神改变、脑膜刺激征阳性及脑脊液的化脓性改变等。近年来,该病的治疗虽有很大进展,但仍有较高的死亡率和致残率,早期诊断和及时治疗是改善预后的关键。

一、病因

(一)病原学

许多化脓菌都可引起脑膜炎,但在不同的年代,不同的地区,引起脑膜炎的各种细菌所占比例有很大差异。在我国脑膜炎奈瑟菌、肺炎链球菌和流感嗜血杆菌引起者占小儿化脓性脑膜炎的 2/3 以上。近年来国内有人统计流感嗜血杆菌引起的化脓性脑膜炎比肺炎链球菌引起的还多,而国外由于 B 型流感嗜血杆菌菌苗接种工作的开展,近年来该菌引起的化脓性脑膜炎明显减少。不同年龄小儿感染的致病菌也有很大差异,新生儿及出生 2～3 个月以内的婴儿化脓性脑膜炎,常见的致病菌是大肠埃希菌、B 组溶血性链球菌和葡萄球菌,此外还有其他肠道革兰氏阴性杆菌、李氏单胞菌等。出生 2～3 个月后的小儿化脓性脑膜炎多由 B 型流感嗜血杆菌、肺炎链球菌和脑膜炎奈瑟菌引起,5 岁以上儿童患者的主要致病菌是脑膜炎奈瑟菌和肺炎链球菌。

(二)机体的免疫与解剖缺陷

小儿机体免疫力较弱,血-脑屏障功能也差,因而小儿,特别是婴幼儿化脓性脑膜炎的患病率高。如果患有原发性或继发性免疫缺陷病,则更易感染,甚至平时少见的致病菌或条件致病菌也可引起化脓性脑膜炎,如表皮葡萄球菌、铜绿假单胞菌等。另外颅底骨折、颅脑手术、脑脊液引流、皮肤窦道、脑脊膜膨出等,均易继发感染而引起化脓性脑膜炎。

二、发病机制

多数化脓性脑膜炎是由于体内感染灶(如上呼吸道、皮肤)的致病菌通过血行播散至脑膜。脑膜炎的产生通常需要以下4个环节:①上呼吸道或皮肤等处的化脓菌感染;②致病菌由局部感染灶进入血流,产生菌血症或败血症;③致病菌随血流通过血-脑屏障到达脑膜;④致病菌大量繁殖引起蛛网膜和软脑膜为主要受累部位的化脓性脑膜炎。小儿化脓性脑膜炎最常见的前驱感染是上呼吸道感染,多数病例局灶感染的症状轻微甚至缺如。

细菌由局部病灶进入血循环后能否引起持续性的菌血症取决于机体的抵抗力和细菌致病力的相对强弱。机体抵抗力包括特异抗体的产生、单核巨噬细胞系统和补体系统功能是否完善等。随年龄增长,机体特异性抗体如抗B型流感嗜血杆菌荚膜多核糖磷酸盐抗体水平增加,因而脑膜炎的发生随之减少。细菌的致病力主要决定于其数量及是否具有荚膜。荚膜是细菌对抗机体免疫反应的主要因子,对于巨噬细胞的吞噬作用和补体活性等可发挥有效的抑制作用,有利于细菌的生存和繁殖。婴幼儿抵抗力弱,且往往缺乏抗荚膜抗体IgA或IgM,因而难以抵抗病原的侵入。病原体通过侧脑室脉络丛及脑膜播散至蛛网膜下腔,由于小儿脑脊液中补体成分和免疫球蛋白水平相对低下,使细菌得以迅速繁殖。革兰氏阴性菌细胞壁的脂多糖和肺炎链球菌细胞壁成分磷壁酸、肽聚糖等均可刺激机体引起炎症反应,并可促使局部肿瘤坏死因子(tumor necrosis factor,TNF)、白细胞介素-1(interleukin-1,IL-1)、血小板活化因子(platelet activating factor,PAF)、前列腺素 E_2(prostaglandin E_2,PGE_2)等细胞因子的释放,从而导致中性粒细胞浸润、血管通透性增加、血-脑屏障的改变和血栓形成等病理改变。由细胞因子介导的炎症反应在脑脊液无菌后仍可持续存在,这可能是化脓性脑膜炎发生慢性炎症性后遗症的原因之一。

少数化脓性脑膜炎可由于邻近组织感染扩散引起,如鼻窦炎、中耳炎、乳突炎、头面部软组织感染、皮毛窦感染、颅骨或脊柱骨髓炎、颅脑外伤或脑脊膜膨出继发感染等。此外,脉络丛及大脑皮质表面的脓肿破溃也可引起化脓性脑膜炎。

三、病理

患儿蛛网膜下腔增宽,蛛网膜和软脑膜普遍受累。血管充血,脑组织表面、基底部、脑沟、脑裂等处均有不同程度的炎性渗出物覆盖,脊髓表面也受累,渗出物中有大量的中性粒细胞、纤维蛋白和部分单核细胞、淋巴细胞,用革兰氏染色可找到致病菌。病变严重时,动静脉均可受累,血管周围及内膜下有中性粒细胞浸润,可引起血管痉挛、血管炎、血管闭塞、坏死出血或脑梗死。感染扩散至脑室内膜则形成脑室膜炎,在软脑膜下及脑室周围的脑实质亦可有细胞浸润、出血、坏死和变性,形成脑膜脑炎。脓液阻塞、粘连及纤维化,可使马氏孔、路氏孔或大脑导水管流通不畅,引起阻塞性脑积水。大脑表面或基底部蛛网膜颗粒因炎症发生粘连、萎缩而影响脑脊液的回吸收时,则形成交通性脑积水。颅内压的增高,炎症的侵犯,或有海绵窦栓塞时,可使视神经、动眼神经、面神经和听神经等受损而引起功能障碍。由于血管的通透性增加及经脑膜间的桥静脉发生栓塞性静脉炎,常见硬膜下积液,偶有积脓。

由于炎症引起的脑水肿和脑脊液循环障碍可使颅内压迅速增高,如有抗利尿激素的异常分泌或并发脑脓肿、硬膜下积液等,更加重脑水肿和颅内高压,甚至出现脑疝。由于血管通透性增加,可使脑脊液中蛋白增加;由于葡萄糖的转运障碍和利用增加,使脑脊液中葡萄糖含量降低,甚至出现乳酸酸中毒。

由于脊神经及神经根受累可引起脑膜刺激征。血管病变可引起脑梗死、脑缺氧,加之脑实质炎症,颅内高压,乳酸酸中毒,脑室炎以及中毒性脑病等,可使化脑患儿在临床上出现意识障碍、惊厥、运动障碍及感觉障碍等。

四、临床表现

(一)起病

多数患儿起病较急,发病前数天常有上呼吸道感染或胃肠道症状。暴发型流行性脑脊髓膜炎则起病急骤,可迅速出现进行性休克、皮肤出血点或瘀斑、弥漫性血管内凝血及中枢神经系统功能障碍。

(二)全身感染中毒症状

全身感染或菌血症,可使患儿出现高热、头痛、精神萎靡、疲乏无力、关节酸痛、皮肤出血点、瘀斑或充血性皮疹等。小婴儿常表现为拒食、嗜睡、易激惹、烦躁哭闹、目光呆滞等。

(三)神经系统表现

1.脑膜刺激征

表现为颈项强直、Kernig 征和 Brudzinski 征阳性。

2.颅内压增高

颅内压增高主要表现为头痛和喷射性呕吐,可伴有血压增高、心动过缓。婴儿可出现前囟饱满且紧张,颅缝增宽。重症患儿可有呼吸循环功能受累、昏迷、去脑强直、甚至脑疝。眼底检查一般无特殊发现。若有视盘水肿,则提示颅内压增高时间较长,可能已有颅内脓肿、硬膜下积液或静脉栓塞等发生。

3.惊厥

20%～30%的患儿可出现全身性或部分性惊厥,以 B 型流感嗜血杆菌及肺炎链球菌脑膜炎多见。惊厥的发生与脑实质的炎症、脑梗死及电解质代谢紊乱等有关。

4.意识障碍

颅内压增高、脑实质病变均可引起嗜睡、意识模糊、昏迷等意识改变,并可出现烦躁不安、激惹、迟钝等精神症状。

5.局灶体征

部分患儿可出现第 Ⅱ、Ⅲ、Ⅳ、Ⅵ、Ⅶ、Ⅷ 对脑神经受累、肢体瘫痪或感觉异常等,多由血管闭塞引起。

新生儿特别是早产儿化脓性脑膜炎常缺乏典型的症状和体征,颅内压增高和脑膜刺激征常不明显,发热可有可无,甚至体温不升。主要表现为少动、哭声弱或呈高调、拒食、呕吐、吸吮力差、黄疸、发绀、呼吸不规则,甚至惊厥、休克、昏迷等。

五、并发症

(一)硬膜下积液

30%～60%的化脓性脑膜炎患儿出现硬膜下积液,1 岁以内的流感嗜血杆菌或肺炎链球菌脑膜炎患儿较多见。其发生机制尚未完全明确,可能与以下2 个因素有关:①化脓性脑膜炎时,血管通透性增加,血浆成分易进入硬膜下腔而形成积液;②在化脓性脑膜炎的发病过程中,硬脑膜及脑组织表浅静脉发生炎性栓塞,尤其是以穿过硬膜下腔的桥静脉炎性栓塞的影响更大,可引起渗出或出血,局部渗透压增高,因此水分进入硬膜下腔形成积液。

硬膜下积液多发生在化脓性脑膜炎起病 7～10 天后,其临床特征是:①化脓性脑膜炎在积极的治疗过程中体温不降,或退而复升;②病程中出现进行性前囟饱满、颅缝分离、头围增大、呕吐、惊厥、意识障碍,或叩诊有破壶音等。怀疑硬膜下积液时可做头颅透光检查,必要时行 B 超检查或 CT 扫描,前囟穿刺可以明确诊断。正常小儿硬膜下腔液体低于 2 mL,蛋白质定量在 0.4 g/L 以下。并发硬膜下积液时,液体量增多,蛋白含量增加,偶可呈脓性,涂片可找到细菌。

(二)脑室管膜炎

致病菌经血行播散、脉络膜裂隙直接蔓延或经脑脊液逆行感染等均可引起脑室管膜炎。临床多见于诊断治疗不及时的革兰氏阴性杆菌引起的小婴儿脑膜炎。一旦发生则病情较重,发热持续不退、频繁惊厥、甚至出现呼吸衰竭。临床治疗效果常不满意,脑脊液始终难以转为正常,查体前囟饱满,CT 扫描显示脑室扩大。高度怀疑脑室管膜炎时可行侧脑室穿刺,如果穿刺液白细胞数 $\geqslant 50 \times 10^{6}$/L,糖 <1.6 mmol/L,蛋白质>0.4 g/L,或细菌学检查阳性,即可确诊。

(三)抗利尿激素分泌失调综合征

如果炎症累及下丘脑或垂体后叶,可引起抗利尿激素不适当分泌,即抗利尿激素分泌失调综合征。抗利尿激素分泌失调综合征引起低钠血症和血浆渗透压降低,可加重脑水肿,促发惊厥发作并使意识障碍加重。

(四)脑积水

炎性渗出物粘连堵塞脑脊液之狭小通道可引起梗阻性脑积水,颅底及脑表面蛛网膜颗粒受累或静脉窦栓塞可导致脑脊液吸收障碍,引起交通性脑积水。严重脑积水可使患儿头围进行性增大,骨缝分离,前囟扩大而饱满,头皮静脉扩张,叩颅呈破壶音,晚期出现落日眼,神经精神症状逐渐加重。

(五)其他

如脑神经受累可引起耳聋、失明等;脑实质受损可出现继发性癫痫、瘫痪、智力低下等。

六、辅助检查

(一)外周血常规

白细胞计数明显增高,分类以中性粒细胞为主。重症患儿特别是新生儿化脓性脑膜炎,白细胞总数也可减少。

(二)脑脊液检查

1.常规检查

典型化脓性脑膜炎的脑脊液压力增高、外观混浊;白细胞计数明显增多,多在 $1\,000\times10^6/L$ 以上,分类以中性粒细胞为主;糖含量明显降低,常在 $1.1\,mmol/L$ 以下;蛋白质含量增高,多在 $1\,g/L$ 以上。脑脊液沉渣涂片找菌是明确化脓性脑膜炎病原的重要方法,将脑脊液离心沉淀后涂片,用革兰氏染色,检菌阳性率可达 $70\%\sim90\%$。脑脊液涂片是否阳性取决于其细菌含量,每毫升细菌数 $<10^3\,CFU$ 时阳性率仅 25%,若 $>10^5\,CFU/mL$ 则阳性率可达 95%。脑脊液培养是确定病原菌的可靠方法,在患儿情况许可的情况下,尽可能地于抗生素使用前采集脑脊液标本,以提高培养阳性率。

2.脑脊液特殊检查

(1)特异性细菌抗原测定:利用免疫学方法检查患儿脑脊液中的细菌抗原,有助于快速确定致病菌。如对流免疫电泳法,可快速确定脑脊液中的流感嗜血杆菌、肺炎链球菌和脑膜炎奈瑟菌等。乳胶凝集试验,可检测 B 组溶血性链球菌、流感嗜血杆菌和脑膜炎奈瑟菌。免疫荧光试验也可用于多种致病菌抗原检测,特异性及敏感性均较高。

(2)脑脊液中乳酸脱氢酶、乳酸、C 反应蛋白、肿瘤坏死因子、免疫球蛋白及神经元特异性烯醇化酶等测定,虽无特异性,但对于化脓性脑膜炎的诊断和鉴别诊断均有参考价值。

(三)其他检查

(1)血培养:早期未用抗生素的患儿,血培养阳性的可能性大;新生儿化脓性脑膜炎时血培养的阳性率较高。

(2)皮肤瘀点涂片检菌是流行性脑脊髓膜炎重要的病原诊断方法之一。

(3)局部病灶分泌物培养:如咽培养、皮肤脓液或新生儿脐部分泌物培养等,对确定病原均有参考价值。

(4)影像学检查:急性化脓性脑膜炎一般不常规做 CT 扫描,但对于出现异常定位体征、治疗效果不满意、持续发热、头围增大或有显著颅内压增高等情况而疑有并发症的患儿,应尽早进行颅脑 CT 检查。

七、诊断

因为早期诊断及时治疗对化脓性脑膜炎患儿非常重要,所以发热患儿,一旦出现神经系统的异常症状和体征时,应尽快进行脑脊液检查,以明确诊断。有时在疾病早期脑脊液常规检查可无明显异常,此时若高度怀疑化脓性脑膜炎,可在24小时后再复查脑脊液。另外经过不规则抗生素治疗的化脓性脑膜炎,其脑脊液改变可以不典型,涂片与细菌培养均可为阴性,此时必须结合病史、症状、体征及治疗过程综合分析判断。

对于化脓性脑膜炎的诊断和致病菌的确认,脑脊液检查是非常重要的。但是对于颅内压增高明显、病情危重的患儿做腰穿应特别慎重。如颅内压增高的患儿必须做腰穿时,应先静脉注射20%甘露醇,待颅内压降低后再行穿刺,以防发生脑疝。

八、鉴别诊断

各种致病微生物如细菌、病毒、真菌等引起的脑膜炎,在临床表现上都有许多相似之处,其鉴别主要靠脑脊液检查(表6-2)。经过治疗的化脓性脑膜炎患儿或不典型病例,有时与病毒性脑膜炎或结核性脑膜炎容易混淆,应注意鉴别。

表6-2 神经系统常见感染性疾病的脑脊液改变

	压力 kPa	外观	潘氏试验	白细胞数 (×10⁶/L)	蛋白质 (g/L)	糖 (mmol/L)	氯化物 (mmol/L)	其他
正常	0.69～1.96 新生儿 0.29～0.78	清	—	0～10 小婴儿 0～20	0.2～0.4 新生儿 0.2～1.2	2.8～4.5 婴儿3.9 ～5.0	117～ 127 婴儿 110～122	
化脓性脑膜炎	升高	浑浊	＋＋～ ＋＋＋	数百～数万多核为主	明显增加	减低	正常或减低	涂片,培养可发现致病菌
结核性脑膜炎	升高阻塞时低	不太清毛玻璃样	＋～＋＋＋	数十～数百淋巴为主	增高,阻塞时明显增高	降低	降低	涂片或培养可见抗酸杆菌
病毒性脑炎脑膜炎	正常后升高	多数清	±～ ＋＋	正常～数百淋巴为主	正常或稍增高	正常	正常	病毒分离有时阳性
真菌性脑膜炎	高	不太清	＋～＋＋＋	数十～数百单核为主	增高	降低	降低	墨汁染色查病原
脑脓肿	常升高	清或不太清	～ ＋＋	正常～数百	正常或稍高	正常	正常	
中毒性脑病	升高	清	—～＋	正常	正常或稍高	正常	正常	

(一)病毒性脑膜炎

一般全身感染中毒症状较轻,脑脊液外观清亮,细胞数百个,以淋巴细胞为主,蛋白质轻度升高或正常,糖含量正常,细菌学检查阴性。有时在疾病的早期,细胞数可以较高,甚至以中性粒细胞为主,此时应结合糖含量和细菌学检查及临床表现等综合分析。

(二)结核性脑膜炎

该病与经过不规则治疗的化脓性脑膜炎有时容易混淆,但结核性脑膜炎多数起病较缓(婴幼儿可以急性起病),常有结核接触史和肺部等处的结核病灶。脑脊液外观呈毛玻璃状,细胞数多低于 $500 \times 10^6/L$,以淋巴细胞为主,蛋白质较高,糖和氯化物含量降低;涂片无化脓菌可见;静置 12～24 小时可见网状薄膜形成,薄膜涂片检菌可提高阳性率。PCR 技术、结核分枝杆菌培养等均有利于诊断,另外结核分枝杆菌素试验和血沉检查有重要参考价值。

(三)新型隐球菌性脑膜炎

起病较慢,以进行性颅内压增高而致剧烈头痛为主要表现,脑脊液改变与结核性脑膜炎相似,脑脊液墨汁染色见到厚荚膜的发亮圆形菌体,培养或乳胶凝集阳性可以确诊。

(四)Mollaret 脑膜炎

病因不明,反复出现类似化脓性脑膜炎的临床表现和脑脊液改变,但脑脊液病原学检查均为阴性,可找到 Mollaret 细胞,用肾上腺皮质激素治疗有效,应注意与复发性化脓性脑膜炎鉴别。

九、治疗

(一)抗生素治疗

1.用药原则

对于化脓性脑膜炎患儿应尽早使用抗生素治疗;以静脉用药为主;力争选药准确,而且所选药物应对血-脑屏障有良好的通透性,联合用药时还应注意药物之间的相互作用;用药量要足,疗程要适当;注意药物毒副作用。

2.药物选择

(1)病原菌未明时:以往多选用氨苄西林或氯霉素,或氨苄西林与青霉素合用。氨苄西林每天 300 mg/kg,分次静脉注射;氯霉素每天 60～100 mg/kg,分次静脉点滴。有的病原菌对青霉素类耐药,氯霉素不良反应较大,而第三代头孢菌素抗菌谱广,疗效好,因此目前主张选用对血-脑屏障通透性较好的第三代头孢菌素,如头孢曲松钠或头孢噻肟钠。头孢噻肟钠每天200 mg/kg,分次静脉点滴;头孢曲松钠半衰期较长,每天 100 mg/kg。近年来肺炎链球菌、大肠埃希菌引起的脑膜炎,耐药病例逐渐增多,应予注意。

(2)病原菌明确后:应参照细菌药物敏感试验结果选用抗生素。①流感嗜血杆菌脑膜炎:如对氨苄西林敏感可继续应用,如不敏感或有并发症可改用第二、第三代头孢菌素。②肺炎链球菌脑膜炎:对青霉素敏感者可继续应用大剂量青霉素,青霉素耐药者可选用头孢曲松钠、头孢噻肟钠、氯霉素、万古霉素等。③脑膜炎奈瑟菌脑膜炎:首选青霉素,耐药者可给予第三代头孢菌素治疗。④大肠埃希菌脑膜炎:对氨苄西林敏感者可继续应用,耐药者可换用头孢呋辛、头孢曲松或加用氨基糖苷类抗生素。必要时可给予美罗培南等药物治疗。

其他病原菌引起的化脓性脑膜炎,抗生素的选用可参考表 6-3。但各类抗生素,特别是氨基糖苷类抗生素应根据国家有关规定选用。

表 6-3　治疗化脓性脑膜炎的抗生素选择

致病菌	抗生素选择
流感嗜血杆菌	氨苄西林、头孢呋辛、头孢曲松、氯霉素
肺炎链球菌	青霉素-G、头孢噻肟、头孢曲松、美罗培南、万古霉素
脑膜炎奈瑟菌	青霉素-G、磺胺嘧啶、氯霉素、头孢呋辛、头孢曲松
大肠埃希菌	头孢呋辛、头孢曲松、阿米卡星、美罗培南
金黄色葡萄球菌	萘夫西林、氨基糖苷类、头孢噻肟 头孢呋辛、万古霉素、利福平

3.疗程

与病原种类、治疗早晚、是否有并发症及机体的抵抗力等因素有关。一般认为流感嗜血杆菌脑膜炎和肺炎链球菌脑膜炎治疗不少于2~3周,脑膜炎奈瑟菌脑膜炎疗程7~10 天,而大肠埃希菌和金黄色葡萄球菌脑膜炎疗程应达3~4 周以上。因为化脓性脑膜炎是一种严重的中枢神经系统感染,其预后与治疗密切相关,尽管国外有人主张治疗顺利的化脓性脑膜炎疗程10~12 天,但国内仍要求严格掌握停药指征,即症状消失、热退 1 周以上,脑脊液完全恢复正常后方可停药。对于无并发症的流感嗜血杆菌、肺炎链球菌和脑膜炎奈瑟菌引起的脑膜炎,一般不需反复复查脑脊液,仅需在临床症状消失、接近完成疗程时复查 1 次,若已正常即可在疗程结束后停药;否则需继续治疗。若治疗不顺利,特别是新生儿革兰氏阴性杆菌脑膜炎,遇有治疗后症状无好转,或好转后又恶化者,应及时复查脑脊液,并进行必要的影像学检查,以指导下一步的治疗。近年来鞘内注射抗生素的疗法在临床上应用得越来越少,只有遇难治性病例时方可考虑,但一定要注意药物剂量和操作方法。

(二)肾上腺皮质激素

可以降低多种炎症介质如 PGE_2、TNF、IL-1 的浓度,减少因抗生素快速杀菌所产生的内毒素;降低血管通透性,减轻脑水肿,降低颅内压;减轻颅内炎症粘连,减少脑积水和脑神经麻痹等后遗症;减轻中毒症状,有利于退热。因此对于化脓性脑膜炎患儿常给予激素治疗。通常用地塞米松每天 $0.2\sim0.6$ mg/kg,分次静脉注射,连用 $3\sim5$ 天。

(三)对症和支持疗法

(1)对急性期患儿应严密观察病情变化,如各项生命体征及意识、瞳孔的改变等,以便及时给予相应的处理。

(2)及时处理颅内高压、高热、惊厥和感染性休克有颅内高压者,应及时给予脱水药物,一般用 20%甘露醇每次 $0.5\sim1.0$ g/kg,$4\sim6$ 小时 1 次。对于颅内压增高严重者,可加大剂量(每次不超过2 g/kg)或加用利尿药物,以防脑疝的发生。高热时给予物理降温或药物降温。有惊厥者及时给予抗惊药物如地西泮、苯巴比妥等。流行性脑脊髓膜炎较易发生感染性休克,一旦出现,应积极给予扩容、纠酸、血管活性药物等治疗。

(3)支持疗法要注意热量和液体的供应,维持水电解质平衡。对于新生儿或免疫功能低下的患儿,可少量输注新鲜血液或静脉输注丙种球蛋白等。

(四)并发症的治疗

1.硬膜下积液

少量液体不需要处理,积液较多时特别是已引起颅内压增高或局部刺激症状时,应进行穿刺放液。开始每天或隔天 1 次,每次一侧不超过 $20\sim30$ mL,两侧不超过 $50\sim60$ mL。放液时应任其自然流出,不能抽吸。$1\sim2$ 周后酌情延长穿刺间隔时间。若穿刺达 10 次左右积液仍不见减少,可暂停穿刺并继续观察,一旦出现症状再行穿刺,这些病儿有时需数个月方可治愈。有硬膜下积脓时可予局部冲洗并注入适当抗生素。

2.脑室管膜炎

除全身抗生素治疗外,可做侧脑室穿刺引流,减低脑室内压,并注入抗生素。注入抗生素时一定要严格掌握剂量,如庆大霉素每次 $1\,000\sim3\,000$ U,阿米卡星每

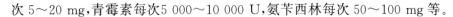

次 5～20 mg,青霉素每次5 000～10 000 U,氨苄西林每次 50～100 mg 等。

3.脑性低钠血症

应适当限制液体入量,酌情补充钠盐。

4.脑积水

一旦发生应密切观察,随时准备手术治疗。

十、预防

应以普及卫生知识,改善人类生活环境,提高人体免疫力为主。①要重视呼吸道感染的预防,因为化脓性脑膜炎多数由上呼吸道感染发展而来,因此对婴幼儿的上呼吸道感染必须予以重视。平时让小儿多做户外锻炼,增强体质;在上感和化脓性脑膜炎的好发季节,注意易感小儿的保护,如衣着适宜,避免相互接触传染等。②预防注射:国内已有流脑菌苗用于易感人群。③药物预防:对于流脑密切接触者,可给予适当的药物预防。

第三节 病毒性脑炎

病毒性脑炎是指各种病毒感染引起脑实质的炎症,如果仅仅脑膜受累称为病毒性脑膜炎,如果脑实质与脑膜同时受累则称为病毒性脑膜脑炎。该病是小儿最常见的神经系统感染性疾病之一,2 岁以内小儿脑炎的发病率最高,每年约为16.7/10 万,主要发生于夏秋季,约 70%的病毒性脑炎和脑膜炎发生于 6～11 月。病毒性脑炎的病情轻重差异很大,轻者预后良好,重者可留有后遗症甚至导致死亡。

一、病因

目前国内外报道有 100 多种病毒可引起脑炎病变,但引起急性脑炎较常见的病毒是肠道病毒、单纯疱疹病毒、虫媒病毒、腺病毒、巨细胞病毒及某些传染病病毒等。由于计划免疫的不断广泛和深入,使得脊髓灰质炎病毒、麻疹病毒等引起的脑炎已经少见,腮腺炎病毒、风疹病毒及流行性乙型脑炎病毒等引起的脑炎也大幅度地减少。近年来肠道病毒 71 引起的脑炎在亚洲流行,已造成极大危害。

不同病毒引起的脑炎,具有不同的流行特点。如流行性乙型脑炎,由蚊虫传播,因而主要发生在夏秋季节(7～9 月)。人对乙脑病毒普遍易感,但感染后发病者少,多呈隐性感染,感染后可获得较持久的免疫力,故患病者大多为儿童,约占患者总数的 60％～70％,2～6 岁发病率最高。在我国肠道病毒脑炎最常见,也主要发生在夏秋季,且大多数患者为小儿;肠道病毒 71 引起的脑炎患儿多在5 岁以下,重症致死者多在 3 岁以下。单纯疱疹病毒脑炎则高度散发,一年四季均可发生,且可感染所有年龄人群。

二、发病机制

(一)病毒性脑炎的感染途径

1.病毒入侵途径

病毒进入机体的主要途径有皮肤、结膜、呼吸道、肠道和泌尿生殖系统。

(1)完好的皮肤可以防止病毒的进入,当皮肤损伤或被虫媒咬伤时,病毒即可进入机体,例如日本乙型脑炎、森林脑炎病毒等。

(2)结膜感染,嗜神经病毒、肠道病毒和腺病毒可由结膜感染而进入中枢神经系统。

(3)呼吸道是病毒进入中枢神经系统的主要途径,这些病毒包括带状疱疹病毒、EB 病毒、巨细胞病毒、淋巴脉络膜炎病毒、狂犬病毒、Lassa 病毒、麻疹病毒、风疹和流感 A 病毒等。这些病毒可通过上呼吸道黏膜感染进入人体,亦可直接通过肺泡进入人体,当病毒颗粒≤5 μm 时,可直接进入肺泡,诱发巨噬细胞破坏组织上皮,进入局部淋巴组织,经胸导管或局部淋巴结而扩散到全身,然后经血-脑屏障而进入中枢神经系统。

(4)消化道,如 EB 病毒、肠道病毒 71 等,均可由消化道进入。

2.病毒到中枢神经系统的扩散途径

病毒感染机体后是否进入中枢神经系统取决于病毒的性质、病毒寄生部位以及机体对病毒的免疫反应。其主要扩散途径有以下几种。

(1)随血液进入:病毒进入人体后在局部复制,经淋巴结-淋巴管-胸导管进入血液产生初级的病毒血症,然后病毒随血流扩散到全身器官,并再次复制,导致次级病毒血症。病毒在血流中可以病毒颗粒的方式游离于血浆中(如肠道病毒)或与白细胞、血小板和红细胞并存(如麻疹病毒在淋巴细胞内,HIV 在 $CD4^+$ T细胞内)。游离病毒颗粒经血液多次循环以后,可引起免疫反应或被抗体中和而排除。淋巴细胞内病毒有抗免疫能力,当达到一定浓度后可通过血-脑屏障而侵入中枢神经系统。有些病毒可以损伤血-脑屏障,如 HIV-1 感染血-脑屏障的内皮细胞,以非细胞溶解机制进入中枢神经系统,亦可经内皮细胞直接感染脑实质或进入脑脊液后再移行至脑实质而产生脑和脊髓实质的病毒感染。

(2)沿神经进入:病毒进入体内后,经过初级复制侵入局部周围神经,然后沿周围神经轴索向中枢侵入。例如狂犬病毒、假狂犬病毒、脊髓灰质炎病毒、带状疱疹病毒和单纯疱疹病毒,这些病毒均可经局部神经沿轴索侵入。病毒颗粒在轴索内的移行速度很慢,狂犬病毒的移行速度为 3 mm/d,单纯疱疹病毒的移行速度为 16 mm/d。

(二)病毒性脑炎的免疫机制

病毒具有较强的免疫原性,能诱导机体产生免疫应答。其后果既可表现为抗病毒的保护作用,也可导致对脑组织的免疫损伤。

病毒感染后,首先激发中枢神经系统的胶质细胞表达大量的主要组织相容性复合体(major histocompatibility complex,MHC)Ⅰ类和Ⅱ类分子,这样胶质细胞就可作为抗原提呈细胞将病毒抗原处理成免疫原性多肽,以 MHC 分子-抗原肽复合物的形式表达于细胞表面。T 细胞特异性的识别抗原提呈细胞所提呈的 MHC 分子-抗原肽复合物,然后被激活和增生,进而分化成效应细胞。活化的 T 细胞产生穿孔素和颗粒酶,穿孔素可与双层脂质膜结合,插入靶细胞膜,形成异常通道,使 Na^+、水分进入靶细胞内,K^+ 及大分子物质(如蛋白质)则从胞内逸出,从而改变细胞渗透压,最终导致细胞溶解。颗粒酶与穿孔素有协同作用,还有内源性核苷酸酶效应,在 T 细胞致靶细胞发生凋亡的过程中发挥重要作用。T 细胞被激活后还可产生多种细胞因子,如 TNF-α、IL-1β、IL-2、IL-4、IL-6 和 IFN-γ 等,这些细胞因子中,TNF-α 和 IL-6 参与了脑组织的破坏和死亡,而 IFN-γ 则能减少神经节内潜伏的病毒量,限制活化的病毒扩散从而降低感染的严重程度。因此病毒性脑炎引起的神经系统损伤,主要由于:①病毒对神经组织的直接侵袭:病毒大量增殖,引起神经细胞变性、坏死和胶质细胞增生与炎症细胞浸润;②机体对病毒抗原的免疫反应:剧烈的炎症反应可导致脱髓鞘病变及血管和血管周围的损伤,而血管病变又影响脑循环加重脑组织损伤。

三、病理

受累脑组织及脑膜充血水肿,有单核细胞、浆细胞、淋巴细胞浸润,常环绕血管形成血管套。可有血管内皮及周围组织的坏死,胶质细胞增生可形成胶质结节。神经细胞呈现不同程度的变性、肿胀和坏死,可见噬神经细胞现象。神经细胞核内可形成包涵体,神经髓鞘变性、断裂。如果脱髓鞘病变严重,常提示是感染后或变态反应性脑炎。大多脑炎病变呈弥漫分布,但也有不少病毒具特异的嗜好性,如单纯疱疹病毒脑炎易侵犯颞叶,虫媒病毒脑炎往往累及全脑,但以大脑皮质、间脑和中脑最为严重。肠道病毒71嗜好脑干神经核和脊髓前角细胞,易导致严重的脑干脑炎或脑干脊髓炎。

四、临床表现

由于病毒性脑炎的病变部位和轻重程度差别很大,因此临床表现多种多样,且轻重不一。轻者1~2周恢复,重者可持续数周或数月,甚至致死或致残。即使是同一病原引起者,也有很大差别。有的起病时症状较轻,但可迅速加重;有的起病突然,频繁惊厥;但大多患儿先有全身感染症状,而后出现神经系统的症状体征。

(一)前驱症状

可有发热、头痛、上呼吸道感染症状、精神萎靡、恶心、呕吐、腹痛、肌痛等。

(二)神经系统症状体征

(1)颅内压增高:主要表现为头痛、呕吐、血压升高、心动过缓、婴儿前囟饱满等,严重时可呈现去脑强直状态,甚至出现脑疝危及生命。

(2)意识障碍:轻者无意识障碍,重者可出现不同程度的意识障碍、精神症状和异常行为。少数患儿精神症状非常突出。

(3)惊厥:常出现全身性或局灶性抽搐。

(4)病理征和脑膜刺激征均可阳性。

(5)局灶性症状体征:如肢体瘫痪、失语、脑神经障碍等。一侧大脑血管病变为主者可出现小儿急性偏瘫;小脑受累明显时可出现共济失调;脑干受累明显时可出现交叉性偏瘫和中枢性呼吸衰竭;后组颅神经受累明显则出现吞咽困难,声音低微;基底神经节受累明显则出现手足徐动、舞蹈动作和扭转痉挛;肠道病毒71易侵犯脑干背部,故常出现抖动、肌阵挛、共济失调、心率加快、血压改变、脑神经功能障碍等,重者由于迷走神经核严重受累可引起神经源性肺水肿、心功能障碍和休克。

(三)其他系统症状

如单纯疱疹病毒脑炎可伴有口唇或角膜疱疹,柯萨奇病毒脑炎可伴有心肌炎和各种不同类型的皮疹,腮腺炎脑炎常伴有腮腺肿大。肠道病毒71脑炎可伴随手足口病或疱疹性咽峡炎。

五、辅助检查

(一)脑脊液检查

脑脊液压力增高,外观多清亮,白细胞总数增加,多在 $300 \times 10^6/L$ 以下,以淋巴细胞为主。少数患儿脑脊液白细胞总数可正常。单纯疱疹病毒脑炎脑脊液中常可见到红细胞。病毒性脑炎患儿脑脊液蛋白质大多轻度增高或正常,糖和氯化物无明显改变。涂片或培养均无细菌发现。

(二)病毒学检查

(1)病毒分离与鉴定:从脑脊液、脑组织中分离出病毒,具有确诊价值,但需时间较长。

(2)血清学检查:双份血清法,或早期 IgM 测定。

(3)分子生物学技术:PCR 技术可从患儿呼吸道分泌物、血液、脑脊液中检测病毒 DNA 序列,从而确定病原。

(三)脑电图

主要表现为高幅慢波,多呈弥漫性分布,可有痫样放电波,对诊断有参考价值。需要强调的是脑炎的脑电图变化是非特异性的,亦可见于其他原因引起的脑部疾病,必须结合病史及其他检查分析判断。

(四)影像学检查

严重病例 CT 和 MRI 均可显示炎性病灶形成的大小不等、界限不清、不规则低密度或高密度影灶,但轻症病脑患儿和病毒性脑炎的早期多不能发现明显异常改变。

六、诊断和鉴别诊断

病毒性脑炎的诊断主要靠病史、临床表现、脑脊液检查和病原学鉴定。在临床上应注意和下列疾病进行鉴别。

(一)化脓性脑膜炎

经过不规则治疗的化脓性脑膜炎,其脑脊液改变可以与病毒性脑炎相似,应结合病史、治疗经过、特别是病原学检查进行鉴别。

(二)结核性脑膜炎

婴幼儿结核性脑膜炎可以急性起病,而且脑脊液细胞总数及分类与病毒性脑炎相似,有时容易混淆。但结核性脑膜炎脑脊液糖和氯化物均低,常可问到结核接触史,身体其他部位常有结核灶,再结合结核分枝杆菌素试验和血沉等,可以鉴别。

(三)真菌性脑膜炎

起病较慢,病程长,颅内压增高明显,头痛剧烈,脑脊液墨汁染色可确立诊断。

(四)其他

如 Reye 综合征、中毒性脑病等亦需鉴别。

七、治疗

病毒性脑炎至今尚无特效治疗,仍以对症处理和支持疗法为主。

(一)一般治疗

应密切观察病情变化,加强护理,保证营养供给,维持水电解质平衡,重症患儿有条件时应在儿童重症监护病房监护治疗。

(二)对症治疗

(1)控制高热可给予物理降温或化学药物降温。

(2)及时处理颅内压增高和呼吸循环功能障碍。对于颅内压明显增高的重患儿,迅速稳妥地降低颅内压非常重要。一般选用 20% 甘露醇,0.5~1.5 g/kg,每 4~8 小时 1 次,必要时再联合应用呋塞米、白蛋白、激素等。

(3)控制惊厥可适当应用止惊剂如安定、苯巴比妥等。

(三)病因治疗

(1)对于疱疹病毒脑炎可给予阿昔洛韦治疗,每次 10 mg/kg,于 1 小时内静脉注射,每8 小时用 1 次,疗程 1~2 周。

(2)甲流感病毒可试用奥司他韦。

(3)对其他病毒感染可酌情选用干扰素、更昔洛韦、利巴韦林、静脉注射免疫球蛋白、中药等。

(四)肾上腺皮质激素的应用

急性期应用可控制炎症反应,减轻脑水肿、降低颅内压,有一定疗效,但意见尚不一致。

(五)抗生素的应用

对于重症婴幼儿或继发细菌感染者,应适当给予抗生素。

(六)康复治疗

对于重症恢复期患儿或留有后遗症者,应进行康复治疗。可给予功能训练、针灸、按摩、高压氧等康复措施,以促进各种功能的恢复。

八、预后

大部分病毒性脑炎患儿在1~2周内康复,部分患儿病程较长。重症患儿可留下不同程度后遗症,如肢体瘫痪、癫痫、智力低下、失语、失明等。除肠道病毒71引起者外,其他肠道病毒脑炎死亡率很低,后遗症也不多。但单纯疱疹病毒脑炎和乙型脑炎死亡率仍在10%以上,且存活者后遗症发生率也高。

九、预防

由于风疹、麻疹、脊髓灰质炎、流行性乙型脑炎、流行性腮腺炎等减毒疫苗的广泛应用,使得这些病毒引起的脑炎已明显减少,但有些病毒(如埃可病毒、柯萨奇病毒、肠道病毒71)尚不能用疫苗预防,因此教育儿童加强体育锻炼,增强体质;开展爱国卫生运动,积极消灭蚊虫,保证饮食洁净等,对预防病毒性脑炎的发生有重要作用。

第四节 急性颅内高压综合征

颅内压为颅腔内容物所产生的压力。脑水肿是脑实质液体增加引起的脑容积增大,是中枢神经系统受内源或外在有害刺激所产生的一种非特异性反应。脑细胞内液体蓄积称为脑肿胀,脑细胞组织间隙中游离液体蓄积则称脑水肿。颅腔内容物包括脑、脑膜、颅内血管(约占7%)、脑脊液(约占10%)以及病损物,如血肿、肿瘤等。当颅内容物任何一部分增加时,颅内压将会增高,若颅内压的增高超过颅腔代偿能力(全颅腔代偿空间仅8%~15%)时,即出现颅内压增高的临床表现,称为颅内高压综合征。严重时使颅腔内容物变形,部分脑组织移位而致脑血流中断和脑疝等严重后果。脑水肿直接使颅腔内容物增加,导致颅内压增高,颅内压增高会进一步使血-脑屏障功能、脑细胞代谢及脑脊液循环发生障碍,又可加重脑水肿形成恶性循环颅内高压综合征。

一、诊断

(一)临床表现

与病因、发展速度、有无占位性病变及其所在部位有密切关系。

1.精神症状及意识改变

细胞毒性脑水肿因神经元受累,较早出现神经精神症状,可有性格改变,如烦躁不安、不认识家人、哭闹、精神萎靡或嗜睡等,大脑皮质广泛损害及脑干上行网状结构受累时,患儿不能维持觉醒状态,出现程度不等的意识障碍,并有迅速加深倾向,可于短期内昏迷,而血管源性脑水肿累及神经元较晚,出现症状亦较晚,常在颅内高压明显时方出现症状。

2.头痛与呕吐

头痛特点为弥漫性和持续性,清晨较重,用力、咳嗽、身体前屈或颠簸、大量输液可使之加剧。婴幼儿则表现为烦躁不安、尖声哭叫,有时拍打头部。呕吐与饮食无关,不伴恶心,常频繁出现,有时可表现为非喷射性。婴幼儿出现无其他诱因的频繁呕吐,往往提示第四脑室或后颅凹占位性病变。

3.惊厥

惊厥也是脑水肿常见症状,甚至可出现癫痫样发作或癫痫持续状态。新生儿常见肌张力减低。脑疝时肌张力减低。脑干、基底节、大脑皮质和小脑某些部位的锥体外系受压迫,表现为肌张力显著增高,可出现去大脑强直(伸性强直、伸性痉挛、角弓反张)和去皮质强直(病变在中脑以上,患儿一侧和双侧上肢痉挛,呈半屈曲状,伴下肢伸性痉挛)。

4.呼吸不规则和血压升高

严重颅内高压时,脑干受压可引起呼吸节律不规则,如呼吸暂停、潮式呼吸、下颌呼吸、抽泣样呼吸,多为脑疝前驱症状。新生儿常见呼吸减慢。颅内高压时,交感神经兴奋性增强或脑干缺血、受压、移位,可使延髓血管运动中枢发生代偿性加压反应,引起血压升高,收缩压常升高 2.7 kPa(20 mmHg)以上,可有脉压增宽,血压音调增强,也可伴缓脉。

5.头部体征与眼部改变

婴儿可出现前囟膨隆、张力增高,有明显脱水的婴儿前囟不凹陷,往往提示颅内高压的存在。在亚急性或慢性颅高压婴幼儿常出现颅缝裂开(低于 10 岁的儿童也可出现,常使早期颅内高压症状不典型)、头围增大、头面部浅表静脉怒张、破壶音等体征。眼部改变多提示中脑受压。可有眼球突出、球结膜充血水肿、眼外肌麻痹、眼内斜(外展神经麻痹)、眼睑下垂(提上睑肌麻痹)、落日眼(颅前凹压力增高)、视野缺损、瞳孔改变(双侧不等大、扩大、忽大忽小、形态不规则、对光反应迟钝或消失)。其中瞳孔改变具有重要临床意义。眼底检查,视盘水肿在急性脑水肿时很少见,尤其在婴幼儿更为罕见,有时仅见视网膜反光增强,眼底小静脉淤张,小动脉变细。慢性颅内高压时易出现典型视盘水肿。

6.脑疝

脑疝系因颅内压明显增高,迫使较易移位的脑组织在颅腔内的位置发生改变,导致一系列临床病理状态。若发生嵌顿,则压迫邻近脑组织及颅神经,引起相应症状和体征,属颅内高压危象。典型的先兆表现为意识障碍、瞳孔扩大及血压增高伴缓脉,称 Cushing 三联征。小脑幕切迹疝(又称沟回疝、天幕疝或颞叶疝)和枕骨大孔疝(又称小脑扁桃体疝)为常见的脑疝类型。前者临床主要表现为双侧瞳孔不等大,病侧瞳孔先缩小后扩大,对光反应迟钝或消失,伴昏迷加深或呼吸不规则等。后者主要表现为昏迷迅速加深,双侧瞳孔散大,对光反应消失,眼球固定,甚至呼吸心搏骤停。下丘脑体温调节中枢受累,惊厥或肌张力增高致产热增加,交感神经麻痹致汗腺分泌减弱、散热减少等原因,可引起高热或超高热。

与成人颅内高压综合征以头痛、呕吐、视盘水肿为三大主征不同,小儿急性颅内高压综合征以呼吸不规则、意识障碍、惊厥、瞳孔改变、血压升高、呕吐等临床表现更为常见。因小儿不能自述头痛似乎出现较少。在婴幼儿急性颅内高压视盘水肿亦很少见。

(二)诊断标准

小儿急性脑水肿诊断标准包括 5 项主要指标和 5 项次要指标,具备一项主要指标及两项次要指标,即可诊断。

1.主要指标

呼吸不规则;瞳孔不等大或扩大;视盘水肿;前囟隆起或紧张;无其他原因的高血压[血压(mmHg)＞年龄×2+100]。

2.次要指标

昏睡或昏迷;惊厥或/和四肢肌张力明显增高;呕吐;头痛;给予甘露醇 1 g/kg 静脉注射 4 小时后,血压明显下降,症状、体征随之好转。

3.辅助检查

(1)颅内压测定:临床常用的颅内压测定方法为脑脊液压力直接测定法,可采用腰椎或脑室穿刺测压法。脑脊液循环正常情况下,侧卧位脑脊液与脊髓腔终池脑脊液压力相等,故可用腰穿所测脑脊液压力代表颅内压,因而腰椎穿刺测压在临床最常用,具有简便、易于操作之优点。但在脑脊液循环梗阻时,所测压力不能代表颅内压力。且颅内压增高时,引流脑脊液过快可导致脑疝。临床应用时应慎重掌握指征和方法,术前 30 分钟静脉推注甘露醇,可防止脑疝的发生。脑室穿刺测压具有安全、准确,并可行控制性脑脊液引流、控制颅压增高之优点。但弥漫性脑水肿时,脑室被挤压变窄,穿刺不易成功,临床应用受到一定限制。其他测颅压方法还有在硬膜外植入传感器或前囟非损伤性测压方法。

直接测压法颅内压正常值:新生儿低于 137 Pa(14 mmH$_2$O),婴儿低于 785 Pa(80 mmH$_2$O),儿童低于 981 Pa(100 mmH$_2$O)。颅内高压诊断标准:新生儿高于 785 Pa(80 mmH$_2$O),婴幼儿高于 981 Pa(100 mmH$_2$O),3 岁以上高于 1 961 Pa(200 mmH$_2$O),可诊断为颅内高压。

(2)CT 与 MRI:电子计算机断层扫描(CT)与磁共振成像(MRI)是目前临床早期诊断脑水肿最可靠的方法。

(3)B 超:在前囟未闭的婴儿,经前囟行头颅 B 型超声扫描,可诊断较重的脑水肿,并可测到侧脑室及第三脑室的大小。

(4)经颅多普勒超声(transcranial Doppler,TCD):TCD 可床边、无创、连续观察患儿脑血流频谱变化,间接判断脑水肿的存在。

二、治疗

(一)降颅压

1.渗透性脱水剂

利用静脉注射高渗物质使血浆渗透压骤然增加形成血脑和血-脑脊液渗透压梯度,使脑与脑脊液中水分进入血浆,由肾排泄,达到脑组织脱水和降颅压目的。

(1)甘露醇:对轻度颅高压用 0.25～0.5 g/kg 小剂量甘露醇即可;对颅高压危象或脑疝者应用 1～2 g/kg,再增加剂量也无效。给药后 10 分钟起效,30 分钟作用最强,维持 3～6 小时,故宜 4～6 小时给药一次,减量停用原则为先减剂量再减次数至完全停用。久用或剂量过大可致脱水、电解质紊乱、过性血尿、甘露醇肾病、颅压反跳现象等。

(2)甘油氯化钠:脱水作用较强而很少引起电解质紊乱和反跳,静脉注射 30～60 分钟起作用,但维持时间短,故应 2～4 小时给药 1 次,剂量 0.5～1 g/kg,多用 10%溶液,避免高浓度产生静脉炎、溶血和肾衰竭,口服可用于恢复期,可

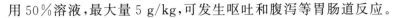

用 50%溶液,最大量 5 g/kg,可发生呕吐和腹泻等胃肠道反应。

(3)其他:高渗盐水可用于伴有低钠血症和水中毒时,白蛋白用于伴有低蛋白血症者,山梨醇可用于预防反跳。

2.利尿剂

可降低细胞内水分、降低颅内压和减少脑脊液的形成。

3.过度通气

在气管插管条件下应用呼吸机进行控制性人工通气,使二氧化碳排出体外,维持 $PaCO_2$ 于 3.3～4.0 kPa(25～30 mmHg),达到脑血管收缩和脑血流减少,缓解颅腔容积的增加,并使脑血容量减少,从而降低颅内压。一般过度通气数分钟即起作用,持续使用时间每次不超过 1 小时,作用维持 2～3 小时。若 $PaCO_2$ <2.7 kPa(20 mmHg)时可引起脑缺血缺氧,应尽力避免。

4.肾上腺皮质激素

对血管源性脑水肿疗效较好,主要稳定细胞膜、有减少脑脊液生成、利尿、抗氧化和抗炎抗毒作用。一般用药 6～8 小时后才有缓慢持续降颅压作用,12～24 小时后较明显,4～5 天出现最大效果,6～9 天作用才消失。正常情况下激素降颅压率为 20%,无反跳现象,以地塞米松 0.1～0.5 mg/(kg·d)每天 3～4 次,倍他米松疗效较好。

5.巴比妥类药物

具有止惊、降低颅内压、改善脑代谢的作用,主要发挥收缩脑血管、降低脑耗氧量、加强钠钾 ATP 酶的功能、减少脑脊液生成、清除自由基、保护脑毛细血管内皮细胞的完整性。硫喷妥钠的疗效显著,首剂 15 mg/kg,继而 4～6 mg/(kg·h)维持。注意呼吸抑制,需生命体征监护和人工呼吸配合。

(二)脑营养代谢促进剂的应用

1.胞磷胆碱

增强与意识有关的脑干网状结构功能,对锥体系有兴奋作用,增加脑个体容量,改善脑代谢,促进受损的运动功能得以恢复。应用时不增高颅内压,也不造成抽搐,或长期反复使用,不良反应小,意识障碍时可用 50～200 mg 加入葡萄糖液中静脉滴注。

2.1,6-二磷酸果糖(FDP)

其为一种能量制剂,在缺氧情况下参与激活多种酶系,促进无氧糖代谢,转成为 ATP。如脑缺氧时 1 mol 糖可产生 2 mol ATP,使用 FDP 后则可产生 4 mol ATP。脑复苏时 FDP 70～250 mg/kg 每天静脉滴注 1 次,1 周为 1 个疗程。

3.砒硫醇(脑复新)

其为维生素 B_2 衍生物,增加脑血流,尤其是代谢率较高的灰质脑血流增加明显,从而增加了脑细胞对抗氧的能力,使生理功能抑制的脑细胞恢复功能。脑复苏时成人应用 1 g 加入 10% 葡萄糖液 1 000 mL 中每天静脉滴注 1 次,连用 3 周为 1 个疗程。对全身主要脏器无严重不良反应,偶有皮疹反应,停药后即痊愈。

(三)抗脑细胞损伤

1.钙拮抗剂

改变脑缺血后脑内 Ca^{2+} 的移行,使细胞内代谢和释放游离脂肪酸,产生氧自由基及脑微循环不再流现象造成的神经元损害得到保护。脑完全缺血后血流恢复可在短暂 10~20 分钟高灌注后有 6~18 小时的低灌流,钙拮抗剂作为强脑血管扩张剂可降低这种缺血后的低灌流状态。由于脑缺血缺氧后再灌流不足和神经元部分死亡起因于 Ca^{2+} 进入血管平滑肌和神经元,故应用钙拮抗剂如维拉帕米(0.1 mg/kg)、硫酸镁(100 mg/kg)、利多氟嗪及氟桂利嗪等在复苏后初期 90 分钟有助于维持脑血流。尼群地平和参麦注射液能促进脑缺血再灌流脑电图幅度的有效恢复,抑制再灌流损伤的程度。东莨菪碱能减缓缺血期 ATP 耗竭速度及 Ca^{2+} 内流,有利于再灌注期 ATP 的恢复,从而减轻脑缺血缺氧的损伤程度,有利于脑复苏。

2.巴比士酸盐

1978 年首次提出大脑缺血后用巴比士酸盐负荷治疗可减轻脑损害以来已有较多报道。多中心研究资料表明,应用硫喷妥钠 30 mg/kg 与对照组比较其复苏效果无明显区别和特别益处,故不宜常规应用。在长时间停搏后具有一定的效果,用以控制抽搐利于改善呼吸和降低颅内压。

3.铁离子

缺血及再灌注时细胞内铁离子脱位可能与过氧化的组织损伤有关,缺血后脑内游离铁增加,注射 $FeCl_2$ 可加重组织损伤,给予去铁胺可预防组织损伤。去铁胺可快速通过血-脑屏障。

(四)其他

高压氧治疗可缓解脑水肿,目前对过度通气疗效的评价尚有争议。药物除甘露醇、呋塞米及地塞米松外,也可根据病情选择甘油、高渗盐水。

(五)对症支持治疗

(1)高热可引起脑组织代谢增加,加重脑缺氧,使已损伤的脑组织损害进一步加重,需持续监护、及时处理。中枢性发热的体温升高幅度较大,常为高热或超高热,不易控制,处理以物理降温为主,必要时行冬眠疗法。周围性发热多由于合并感染所致,有效控制感染则容易控制。降温措施多采取物理、药物相结合。

(2)注意呼吸幅度和节律改变,呼吸表浅、不规则,预示颅高压严重。心血管调节中枢受压,可引起心率波动,出现心动过速或过缓。严重颅内高压时,常出现心率缓慢。颅内高压时血压过高、过低均对病情不利,应使血压维持在保证有效脑血流灌注的最佳范围。对颅内高压引起的血压增高,不可盲目用降压药,应以降颅压、利尿治疗为主。

(3)液体疗法:应边脱边补,使患儿处于轻度脱水状态,但需维持正常皮肤弹性、血压、尿量及血清电解质。

(六)监护

1.意识监护

意识是指患儿对语言或疼痛刺激所产生的反应程度,意识状态和意识改变是判断病情轻重的重要标志之一,可直接反应中枢神经系统受损及颅内压增高的程度。可利用声、光、语言、疼痛刺激对小儿的意识状态进行判断。Glasgow评分有利于对昏迷程度进行动态观察,总分为 15 分,分数越低意识障碍程度越重,8 分以下即为重度。但应用镇静剂、气管插管或气管切开等情况时,可使一些项目无法完成。

2.瞳孔监护

对瞳孔进行动态观察,有助于判断病情、治疗效果和及早发现脑疝。在病情危重的患儿,或瞳孔已出现异常时,应在短时间内反复观察瞳孔大小及对光反应。

3.颅内压监护

方法主要有脑室内测压、硬膜外测压及硬膜下测压 3 种方法,其中硬膜外测压法由于硬脑膜保持完整,感染机会较少,比较安全,监测时间可较长。但 3 种方法均为有创性,儿科应用受到一定限制。应根据患儿病情,权衡利弊,而决定是否监护及采取的方法。近年来对无创性颅内压监护仪的研究取得一定进展,对前囟未闭的婴幼儿,可进行无创性前囟测压。还有根据颅压升高时视觉诱发电位的间接反应测颅内压的方法,但其准确性尚待临床总结和验证。在颅压监测过程中,如颅压高于 2.0 kPa(15 mmHg),持续 30 分钟以上时需作降颅压处理。

4.脑血流监护

可利用 TCD 仪探测脑内动脉收缩、舒张及平均血流速度,间接推算出脑血流情况。脑血流持续处于低流速状态,提示颅高压。当颅内压增高致脑灌注压为零时,TCD 可表现为 3 种形式:①收缩/舒张期的交替血流;②尖小收缩波;③信号消失。交替血流和尖小收缩波频谱为脑死亡患儿最常见的 TCD 改变。

5.脑电图监护

床旁脑电图利用便携式笔记本电脑监护脑电图,临床转归与脑电图变化的严重程度有密切关系,轻度脑电图异常者均可治愈;中度异常者多数可完全或基本恢复,后遗症和死亡率较低(10%左右);高度异常者,预后愈差,后遗症和死亡率均高(57%)。脑电图出现平坦波(高增益下<2 μV 提示脑死亡)。录像脑电图不仅能连续监测脑电活动变化,还可同时观察到患儿惊厥发作的形式,在排除非痉挛性发作、确定癫痫性发作类型、评价脑电与临床的关系,可提供准确而可靠的证据。

第七章 儿科常见血液系统疾病

第一节 急性溶血性贫血

溶血性贫血是由于红细胞的内在缺陷或外在因素的作用,使红细胞的破坏增加,寿命缩短,而骨髓造血功能代偿不足时所发生的贫血。

一、诊断

(一)病史

(1)遗传性溶血性贫血:要注意询问患者的家族史、发病年龄、双亲是否近亲婚配、祖籍及双亲家系的迁徙情况等。

(2)多种药物都可能引起溶血性贫血,追查药物接触史十分重要。

(二)临床表现

溶血性贫血的临床表现常与溶血的缓急、程度和场所有关。

1.急性溶血性贫血

一般为血管内溶血,表现为急性起病,可有寒战、高热、面色苍白、黄疸,以及腰酸、背痛、少尿、无尿、排酱油色尿(血红蛋白尿),甚至肾衰竭。严重时神志淡漠或昏迷,甚至休克。

2.慢性溶血性贫血

一般为血管外溶血,起病缓慢,症状体征常不明显。典型的表现为贫血、黄疸、脾大三大特征。

(三)辅助检查

目的有 3 个:即肯定溶血的证据,确定主要溶血部位,寻找溶血病因。

1.红细胞破坏增加的证据

(1)红细胞数和血红蛋白测定常有不同程度的下降。

(2)高胆红素血症。

(3)粪胆原和尿胆原排泄增加。

(4)血清结合珠蛋白减少或消失。

(5)血管内溶血的证据为血红蛋白血症和血红蛋白尿;含铁血黄素尿;高铁血红蛋白血症。

(6)红细胞寿命缩短。

2.红细胞代偿增生的证据

(1)溶血性贫血时网织红细胞数多在 0.05～0.2,急性溶血时可高达 0.5～0.7,慢性溶血多在0.1以下,当发生再生障碍危象时可减低或消失。

(2)外周血常规中可出现幼红细胞、多染性、点彩红细胞及红细胞碎片。成熟红细胞形态异常,可见卡波环及豪-周小体。

(3)骨髓增生活跃,中晚幼红增生尤著。粒红比例降低甚至倒置。

3.红细胞渗透脆性试验和孵育渗透脆性试验

脆性增高,提示红细胞膜异常性疾病;脆性降低,多提示血红蛋白病;脆性正常,提示红细胞酶缺乏性疾病。

4.自身溶血试验

凡疑为红细胞内有异常者,应考虑做自身溶血试验。

5.抗人球蛋白试验(Coombs 试验)

抗人球蛋白试验(Coombs 试验)是鉴别免疫性与非免疫性溶血的基本试验。

6.其他

用于鉴别溶血性贫血的实验室检查:①酸溶血试验(Hams 试验)主要用于诊断阵发性睡眠血红蛋白尿症。②冷热溶血试验用于诊断阵发性寒冷性血红蛋白尿症。③变性珠蛋白小体(Heinz 小体)生成试验和高铁血红蛋白还原试验主要用于 G-6-PD 缺乏症的检测。④红细胞酶活性测定,如 G-6-PD 及丙酮酸激酶活性测定等。⑤血红蛋白电泳对于血红蛋白病有确定诊断的意义。⑥SDS-聚丙烯酰胺凝胶电泳,进行膜蛋白分析,用于遗传性红细胞膜缺陷的诊断。⑦基因诊断。

溶血性贫血是一大类疾病,诊断应按步骤进行,首先确定有无贫血,再大致估计主要溶血部位。然后根据病因或病种选择有关试验逐一排除或证实。有些溶血病的原因一时不能确定,需要随诊观察,还有些溶血病的确诊有赖于新的检测技术。

二、鉴别诊断

下列情况易与溶血性疾病相混淆,在诊断时应注意鉴别。

(1)有贫血及网织红细胞增多者,如失血性贫血、缺铁性贫血或巨幼细胞贫血的恢复早期。

(2)兼有贫血及无胆色素尿性黄疸者,如无效性红细胞生成及潜在性内脏或组织缺血。

(3)患有无胆色素尿性黄疸而无贫血者,如家族性非溶血性黄疸(Gibert 综合征)。

(4)有幼粒-幼红细胞性贫血,成熟红细胞畸形,轻度网织红细胞增多,如骨髓转移性癌等,骨髓活检常有侵袭性病变的证据。

(5)急性黄疸型肝炎:本病以黄疸为主要表现,多有肝脾大,但本病一般无明显贫血,血清直接和间接胆红素均增高,肝功能异常。

(6)溶血尿毒综合征:本病除有黄疸及贫血等溶血表现外,同时具备血小板减少及急性肾衰竭。

三、治疗

(一)去除病因

蚕豆病、G-6-PD 缺乏症患者应避免食用蚕豆或服用氧化性药物。药物所致者应立即停药。如怀疑溶血性输血反应,应立即停止输血,再进一步查明病因。

(二)治疗方法

1.肾上腺皮质激素和免疫抑制药

激素对免疫性溶血性贫血有效。环孢素、环磷酰胺等,对少数免疫性溶贫也有效。

2.输血

当发生溶血危象及再生障碍危象,或贫血严重时应输血。

3.脾切除术

脾大明显,出现压迫症状,或脾功能亢进,均应考虑脾切除治疗。

4.防治严重并发症

对溶血的并发症如肾衰竭、休克、心力衰竭等应早期预防和处理。对输血后的血红蛋白尿症应及时采取措施,维持血压,防止休克。

5.造血干细胞移植

可用于某些遗传性溶血性贫血,如重型 β-珠蛋白生成障碍性贫血,这是可能根治本病的方法,如有人类白细胞抗原(human leucocyte antigen,HLA)相合的造血干细胞,应作为首选方法。

(三)其他

1.输血疗法的合理应用

(1)β-珠蛋白生成障碍性贫血主张输血要早期、大量,即所谓"高输血疗法"。

(2)G-6-PD 缺乏患者,因溶血为自限性,需要输血时,只需要 1～2 次即可。

(3)对于某些溶血性贫血输血反可带来严重反应,因此应严格掌握输血指征。如自身免疫性溶血性贫血,输血可提供大量补体及红细胞,可使受血者溶血加剧,若非十分必要,不应给予。非输血不可时,应输生理盐水洗涤过的浓缩红细胞加肾上腺皮质激素。

2.脾切除术

溶血性贫血的重要治疗措施,但并非对所有患者均有效。手术年龄以 5～6 岁为宜,过早切脾可能影响机体免疫功能,易患严重感染。但如贫血严重,以致影响患者的生长发育,或常发生"再生障碍危象"者,则可考虑较早手术。术后用抗生素预防感染,至少应持续至青春期。

第二节　急性白血病

白血病是造血系统的恶性增生性疾病;其特点为造血组织中某一血细胞系统过度地增生、进入血流并浸润到各组织和器官,从而引起一系列临床表现。在我国,小儿的恶性肿瘤中以白血病的发病率最高。据调查,我国低于 10 岁小儿的白血病发生率为(3～4)/100 000,男性发病率高于女性;任何年龄均可发病,新生儿亦不例外,但以学龄前期和学龄期小儿多见。小儿白血病中 90% 以上为急性白血病,慢性白血病仅占 3%、5%。

一、病因和发病机制

尚未完全明了,可能与下列因素有关。

(一)病毒因素

人类白血病的病毒病因研究已益受到重视。1986 年以来,发现属于 RNA 病毒的反转录病毒(称人类 T 细胞白血病病毒,HTLV)可引起人类 T 淋巴细胞白血病。这种白血病曾见于日本南方的岛屿、美国和以色列,在这种白血病高发地区的正常人血清测得 HTLV 抗体,证明病毒确可引起人类白血病。

病毒引起白血病的发病机制未明,近年来实验研究提示可能与癌基因有关;人类和许多哺乳动物,以及禽类的染色体基因组中存在着癌基因,在正常情况时,其主要功能为控制细胞的生长和分化,而在某些致癌物质和病毒感染的作用下,癌基因可发生畸变,导致功能异常而引起细胞癌变,反转录病毒的 RNA 中存在着病毒癌基因,它的结构与人类和许多哺乳动物的癌基因类似,这种病毒感染宿主的细胞后,病毒癌基因通过转染突变癌基因或使其畸变,激活了癌基因的癌变潜力,从而导致白血病的发生。癌基因学说为白血病的病因学研究开创了新的途径,但尚存在不少问题有待解决。

(二)物理和化学因素

电离辐射能引起白血病。小儿对电离辐射较为敏感,在曾经放射治疗胸腺肥大的小儿,白血病发生率较正常小儿高 10 倍;妊娠妇女照射腹部后,其新生儿的白血病发病率比未经照射者高 17.4 倍、电离辐射引起白血病的机制未明,可能因放射线激活隐藏体内的白血病病毒使癌基因畸变,或因抑制机体免疫功能而致发病。

苯及其衍生物、氯霉素、保泰松和细胞毒药物均可诱发急性白血病。化学物质与药物诱发白血病的机制未明,有可能是这些物质破坏了机体免疫功能,使免疫监视功能降低,从而导致白细胞发生癌变。

(三)体质因素

白血病不属遗传性疾病,但在家族中却可有多发性恶性肿瘤的情况。少数患儿可能患有其他遗传性疾病,如 21-三体综合征、先天性睾丸发育不全症、先天性再生障碍性贫血伴有多发畸形(Fanconi 贫血)、先天性远端毛细血管扩张性红斑症(Bloom 综合征)以及严重联合免疫缺陷病等,这些疾病患儿的白血病发病率比一般小儿明显增高。此外,同卵孪小儿中一个患急性白血病,另一个患白血病的概率为 20%,比双卵孪生儿的发病数高 12 倍。以上现象均提示白血病的发生与遗传素质有关。

二、分类和分型

急性白血病的分类或分型对于诊断、治疗和提示预后都有一定意义。根据增生的白细胞种类的不同,可分为急性淋巴细胞白血病(急淋)和急性非淋巴细胞白血病(急非淋)两大类,急淋在小儿中的发病率较高。目前,常采用形态学(M)、免疫学(Ⅰ)及细胞遗传学(C),即 MIC 综合分型,更有利于指导治疗和提示预后。

(一)急性淋巴细胞白血病

1.FAB 分型

根据原淋巴细胞形态学的不同,分为 3 种类型。

(1)L_1 型:以小细胞为主,其平均直径为 6.6 μm,核染色质均匀,核形规则,核仁很小,一个或无,胞质少,胞质空泡不明显。

(2)L_2 型:以大细胞为主,大小不一,其平均直径为 8.7 μm,核染色质不均匀,核形不规则,核仁一个或数个,较大,胞质量中等,胞质空泡不定。

(3)L_3 型:以大细胞为主,细胞大小一致,核染色质细点状,均匀,核形规则,核仁一个或多个,胞质量中等,胞质空泡明显。

上述 3 型中以 L_1 型多见,占 80%以上,L_3 则最少,占 4%以下。

2.临床分型

分型标准尚无统一意见,根据全国小儿血液病会议提出的标准可分为 2 型。

(1)高危型急性淋巴细胞白血病:凡具备下述 1 项或多项与小儿急淋预后密切相关的危险因素者为高危型急性淋巴细胞白血病。①不足 12 个月的婴儿白血病。②诊断时已发生中枢神经系统白血病和(或)睾丸白血病者。③染色体核型为 t(4;11)或 t(9;22)异常者。④少于 45 条染色体的低二倍体者。⑤诊断时外周血白细胞计数超过 50×10^9/L 者。⑥泼尼松试验不良效应者(泼尼松每天 60 mg/m^2 诱导 7 天,第 8 天外周血白血病细胞超过 1×10^9/L)。⑦标危型急淋经诱导化疗 6 周不能完全缓解者。

(2)标危型急性淋巴细胞 C 血病:不具备上述任何一项危险因素,或 B 系急性淋巴细胞白血病有 t(12;21)染色体核型者。

(二)急性非淋巴细胞白血病

FAB 分型分为以下几类。

1.原粒细胞白血病未分化型(M₁)

骨髓中原粒细胞不低于90%,早幼粒细胞很少,中幼粒以下各阶段细胞极少见,可见 Auer 小体。

2.原粒细胞白血病部分分化型(M₂)

骨髓中原粒和早幼粒细胞共占50%以上,可见多少不一的中幼粒、晚幼粒和成熟粒细胞,可见 Auer 小体;M₂b 型即以往命名的亚急性粒细胞白血病,骨髓中有较多的核、浆发育不平衡的中幼粒细胞。

3.颗粒增多的早幼粒细胞白血病(M₃)

骨髓中颗粒增多的异常早幼粒细胞占30%以上,胞质多少不一,胞质中的颗粒形态分为粗大密集和细小密集两类,据此又可分为两型,即粗颗粒型(M₃a)和细颗粒型(M₃b)。

4.粒-单核细胞白血病(M₄)

骨髓中幼稚的粒细胞和单核细胞同时增生,原始及幼稚粒细胞>20%;原始、幼稚单核和单核细胞不低于20%;或原始、幼稚和成熟单核细胞>30%,原粒和早幼粒细胞>10%。除以上特点外,骨髓中异常嗜酸粒细胞增多。

5.单核细胞白血病(M₅)

骨髓中以原始、幼稚单核细胞为主。可分为两型。

(1)未分化型,原始单核细胞为主,>80%。

(2)部分分化型,骨髓中原始及幼稚单核细胞>30%,原始单核细胞<80%。

6.红白血病(M₆)

骨髓中有核红细胞>50%,以原始及早幼红细胞为主,且常有巨幼样变;原粒及早幼粒细胞>30%。外周血可见幼红及幼粒细胞;粒细胞中可见 Auer 小体。

7.急性巨核细胞白血病(M₇)

骨髓中原始巨核细胞>30%;外周血有原始巨核细胞。

(三)特殊类型白血病

如多毛细胞白血病、浆细胞白血病、嗜酸粒细胞白血病等,在儿科均罕见。

三、临床表现

各型急性白血病的临床表现基本相同,主要表现如下。

(一)起病

大多较急。少数缓慢,早期症状有面色苍白、精神不振、乏力、食欲低下,鼻出血或齿龈出血等;少数患儿以发热和类似风湿热的骨关节痛为首发症状。

(二)发热

多数患儿起病时有发热,热型不定,可低热、不规则发热、持续高热或弛张热,一般不伴寒战。发热原因之一是白血病发热,多为低热且抗生素治疗无效;另一原因是感染,常见者为呼吸道炎症、齿龈炎、皮肤疖肿、肾盂肾炎、败血症等。

(三)贫血

出现较早,并随病情发展而加重,表现为苍白、虚弱无力、活动后气促等。贫血主要是由于骨髓造血干细胞受到抑制所致。

(四)出血

以皮肤和黏膜出血多见,表现为紫癜、瘀斑、齿龈出血,消化道出血和血尿。偶有颅内出血,为引起死亡的重要原因之一;出血的主要原因是由于骨髓被白血病细胞浸润,巨核细胞受抑制使血小板的生成减少。血小板还可有质的改变而致功能不足,从而加剧出血倾向。白血病细胞浸润肝脏,使肝功能受损,纤维蛋白原、凝血酶原和第 V 因子等生成不足,亦与出血的发生有关;感染和白血病细胞浸润使毛细血管受损,血管通透性增加,也可导致出血倾向。此外,当并发弥散性血管内凝血时,出血症状更加明显。在各类型白血病中,以 M_3 型白血病的出血最为显著。

(五)白血病细胞浸润引起的症状和体征

1.肝、脾、淋巴结肿大

肿大的肝、脾质软,表面光滑,可有压痛。全身浅表淋巴结轻度肿大,但多局限于颈部、颌下、腋下和腹股沟等处,有时因纵隔淋巴结肿大引起压迫症状而发生呛咳、呼吸困难和静脉回流受阻。

2.骨和关节浸润

约25%患儿以四肢长骨、肩、膝、腕、踝等关节疼痛为首发症状,其中部分患儿呈游走性关节痛,局部红肿现象多不明显,并常伴有胸骨压痛。骨骼 X 射线检查可见骨质疏松、溶解,骨骺端出现密度减低横带和骨膜下新骨形成等征象。

3.中枢神经系统浸润

白血病细胞侵犯脑实质和(或)脑膜时即引起中枢神经系统白血病。由于近年联合化疗的进展,使患儿的寿命得以延长,但因多数化疗药物不能透过血-脑屏障,故中枢神经系统便成为白血病细胞的"庇护所",造成中枢神经系统白血病的发生率增高。浸润可发生于病程中任何时候,但多见于化疗后缓解期。它是导致急性白血病复发的主要原因。常见症状为颅内压增高,出现头痛、呕吐、嗜睡、视盘水肿等。浸润脑膜时,可出现脑膜刺激征。

4.睾丸浸润

白血病细胞侵犯睾丸时即引起睾丸白血病,表现为局部肿大、触痛,阴囊皮肤可呈现红黑色。由于化疗药物不易进入睾丸,在病情完全缓解时,该处白血病细胞仍存在,常成为导致白血病复发的另一重要原因。

5.绿色瘤

绿色瘤是急性粒细胞白血病的一种特殊类型,白血病细胞浸润眶骨、颅骨、胸骨、肋骨或肝、肾、肌肉等,在局部呈块状隆起而形成绿色瘤;此瘤切面呈绿色,暴露于空气中绿色迅速消退,这种绿色素的性质尚未明确,可能是光紫质或胆绿蛋白的衍生物。

6.其他器官浸润

少数患儿有皮肤浸润,表现为丘疹、斑疹、结节或肿块;心脏浸润可引起心肌扩大,传导阻滞、心包积液和心力衰竭等;消化系统浸润可引起食欲缺乏、腹痛、腹泻,出血等;肾脏浸润可引起肾肿大、蛋白尿、血尿、管型尿等;齿龈和口腔黏膜浸润可引起局部肿胀和口腔溃疡,这在急性单核细胞白血病较为常见。

四、实验室检查

实验室检查为确诊白血病和观察疗效的重要方法。

(一)血常规

红细胞及血红蛋白均减少,大多为正细胞正血色素性贫血。网织红细胞数大多较低,少数正常,偶在外周血中见到有核红细胞,白细胞数增高者约占50%以上,其余正常或减少,但在整个病程中白细胞数可有增、减变化。白细胞分类示原始细胞和幼稚细胞占多数。血小板减少。

(二)骨髓象

骨髓检查是确立诊断和评定疗效的重要依据;典型的骨髓象为该类型白血病的原始及幼稚细胞极度增生;幼红细胞和巨核细胞减少。但有少数患儿的骨髓表现为增生低下,其预后和治疗均有特殊之处。

(三)组织化学染色

1.过氧化酶

在早幼阶段以后的粒细胞为阳性;幼稚及成熟单核细胞为弱阳性;淋巴细胞

和浆细胞均为阴性。各类型分化较低的原始细胞均为阴性。

2.酸性磷酸酶

原始粒细胞大多为阴性,早幼粒以后各阶段粒细胞为阳性;原始淋巴细胞弱阳性,T 细胞强阳性,B 细胞阴性;原始和幼稚单核细胞强阳性。

3.碱性磷酸酶

成熟粒细胞中此酶的活性在急性粒细胞白血病时明显降低,积分极低或为0;在急性淋巴细胞白血病时积分增加;在急性单核细胞白血病时积分大多正常。

4.苏丹黑

此染色结果与过氧化酶染色的结果相似,原始及早幼粒细胞阳性;原淋巴细胞阴性;原单核细胞弱阳性。

5.糖原

原始粒细胞为阴性,早幼粒细胞以后各阶段粒细胞为阳性;原始及幼稚淋巴细胞约半数为强阳性,余为阳性;原始及幼稚单核细胞多为阳性。

6.非特异性酯酶

这是单核细胞的标记酶,幼稚单核细胞强阳性,原始粒细胞和早幼粒细胞以下各阶段细胞均为阳性或弱阳性,原始淋巴细胞为阴性或弱阳性。

(四)溶菌酶检查

血清中的溶菌酶主要来源于破碎的单核细胞和中性粒细胞,测定血清与尿液中溶菌酶的含量可以协助鉴别白血病细胞类型。正常人血清含量为 4～20 mg/L;尿液中不含此酶。在急性单核细胞白血病时,其血清及尿液的溶菌酶浓度明显增高;急性粒细胞白血病时中度增高;急性淋巴细胞白血病时则减少或正常。

五、诊断和鉴别诊断

典型病例根据临床表现、血常规和骨髓象的改变即可做出诊断。发病早期症状不典型,特别是白细胞数正常或减少者,其血涂片不易找到幼稚白细胞时,可使诊断发生困难。须与以下疾病鉴别。

(一)再生障碍性贫血

本病血常规呈全血细胞减少;肝、脾、淋巴结肿大;骨髓有核细胞增生低下,无幼稚白细胞增生。

(二)传染性单核细胞增多症

本病肝、脾、淋巴结常肿大;白细胞数增高并出现异型淋巴细胞,易与急性淋巴细胞白血病混淆,但本病病程经过一般良好,血常规多于 1 个月左右恢复正常;血清嗜异性凝集反应阳性;骨髓无白血病改变。

(三)类白血病反应

类白血病反应为造血系统对感染,中毒和溶血等刺激因素的一种异常反应,以外周血出现幼稚白细胞或白细胞数增高为特征。当原发疾病被控制后,血常规即恢复正常。此外,血小板数多正常,白细胞有中毒性改变,如中毒颗粒和空泡形成;中性粒细胞碱性磷酸酶积分显著增高等,可与白血病区别。

六、治疗

急性白血病的治疗主要是以化疗为主的综合疗法,其原则是要:①早期诊断、早期治疗。②应严格区分患儿的白血病类型,按照类型选用不同的化疗药物联合治疗。③药物剂量要足,治疗过程要间歇。④要长期治疗,交替使用多种药物,同时要早期防治中枢神经系统白血病和睾丸白血病,注意支持疗法。持续完全缓解 2.5～3.5 年者方可停止治疗。

(一)支持疗法

1.防治感染

在化疗阶段,保护性环境隔离对防止外源性感染具有较好效果。用抗生素预防细菌性感染,可减少感染性并发症。并发细菌性感染时,应根据不同致病菌和药敏试验结果选用有效的抗生素治疗。长期化疗常并发真菌感染,可选用抗真菌药物如制霉菌素,两性霉素 B 或氟康唑等治疗;并发疱疹病毒感染者可用阿昔洛韦治疗;怀疑并发卡氏囊虫肺炎者,应及早采用复方新诺明治疗。

2.输血和成分输血

明显贫血者可输给红细胞;因血小板减少而致出血者,可输浓缩血小板。有条件时可酌情静脉输注丙种球蛋白。

3.集落刺激因子

化疗期间如骨髓抑制明显者,可给予 G-CSF、GM-CSF 等集落刺激因子。

4.高尿酸血症的防治

在化疗早期,由于大量白血病细胞破坏分解而引起高尿酸血症,导致尿酸结石梗阻、少尿或急性肾衰竭,故应注意多喝水以利尿。为预防高尿酸血症,可口服别嘌呤醇。

5.其他

在治疗过程中,要增加营养。有发热、出血时应卧床休息。要注意口腔卫生,防止感染和黏膜糜烂。并发弥散性血管内凝血时,可用肝素治疗。

(二)化学药物治疗

目的是杀灭白血病细胞,解除白血病细胞浸润引起的症状,使病情缓解以至治愈。急性白血病的化疗通常按下述次序分阶段进行。

1.诱导治疗

诱导缓解治疗是患儿能否长期无病生存的关键,需联合数种化疗药物,最大限度地杀灭白血病细胞。从而尽快达到完全缓解、柔红霉素(DNR)和门冬酰胺酶(L-ASP)是提高急性淋巴细胞白血病完全缓解率和长期生存率的两个重要药物,故大多数急性淋巴白血病诱导缓解方案均为包含这两种药物的联合化疗,如VDLP 等。而阿糖胞苷(Ara-c)则对治疗急性非淋细胞白血病重要。

2.巩固治疗

强力的巩固治疗是在缓解状态下最大限度地杀灭微小残留白血病细胞(MRLC)的有力措施,可有效地防止早期复发,并使在尽可能少的 MRLC 状况下进行维持治疗。

3.预防髓外白血病

由于大多数药物不能到达中枢神经系统、睾丸等部位,如果不积极预防髓外白血病,则中枢神经系统白血病在 3 年化疗期间的发生率可高达 50% 左右。睾丸白血病的发生率在男孩可有 5%～30%。中枢神经系统白血病和睾丸白血病会导致骨髓复发、治疗失败,因此有效的髓外白血病的预防是白血病特别是急性淋巴细胞白血病患儿获得长期生存的关键之一。通常首选大剂量甲氨蝶呤＋四氢叶酸钙(HDMTX＋CF)方案,配合甲氨蝶呤(MTX)、Ara-c 和地塞米松三联药物鞘内注射治疗。急性非淋巴细胞白血病选用三联药物鞘内注射。

4.维持治疗和加强治疗

为了巩固疗效,达到长期缓解或治愈的目的,必须在上述疗程后进行维持治疗和加强治疗。

(三)造血干细胞移植

这是将正常的造血干细胞移植到患儿骨髓内使增殖和分化,以取代患儿原来的有缺陷的造血细胞,重建其造血和免疫功能,从而达到治疗的目的。造血干细胞取自骨髓者称骨髓移植,取自外周血或脐带血者分别称外周血造血干细胞移植和脐带血造血干细胞移植;造血干细胞移植法不仅提高患儿的长期生存率,而且还可能根治白血病。随着化疗效果的不断提高,目前造血干细胞移植多用于急性非淋巴细胞白血病和部分高危型急性淋巴细胞白血病患儿,一般在第1次化疗完全缓解后进行,其5年无病生存率为50％～70％;标危型急性淋巴细胞白血病一般不采用此方法。

(四)常用化疗方法举例

1.高危急性淋巴细胞白血病的化疗

(1)诱导治疗:例如VDLP方案4周;长春新碱(VCR)1.5 mg/m²(每次最大量不超过2 mg)静脉注射,每周1次,共4次;柔红霉素(DNR)30 mg/m²,快速静脉滴注,第8～10天使用,共3次,门冬酰胺酶(L-Asp)5 000～10 000 U/m²,静脉滴注或肌内注射,从第9天开始隔天1次,共8次;泼尼松(Pred)第1～28天使用,每天60 mg/m²,分3次口服,第29开始每2天减半量,1周内减停。

(2)巩固治疗:在诱导治疗28天达完全缓解时,宜在第29～32天开始巩固治疗。例如CAM方案:环磷酰胺(CTX)800～1 000 mg/m²,于第1天快速静脉滴注(注意水化和保持尿碱性);阿糖胞苷(Ara-c)1 g/m²,第2～4天使用,每12小时静脉滴注1次,共6次;6-MP每天50 mg/m²,第1～7天使用,晚间1次口服。

(3)早期强化治疗:例如VDL Dex方案:VCR、DNR均于第1天,第8天各1次,剂量同前;L-Asp 5 000～10 000 U/m²,于第2天、第4天、第6天、第8天使用,共4次;DEX每天8 mg/m²,第1～14天使用,第3周减停。休息1～2周,接依托泊苷(鬼臼乙叉甙,VP,16)＋Ara-c方案:VP16 100 mg/m²静脉滴注,然后继续滴注Ara-c 300 mg/m²,于第1天、第4天、第7天使用,共3次。

(4)维持治疗:6-MP＋MTX,6-MP每天75 mg/m²,夜间睡前顿服,共21次;MTX每次20～30 mg/m²,肌内注射或口服,每周1次,连用3周;接着VDex 1周(剂量同前);如此重复序贯用药,遇强化治疗暂停。

(5)加强治疗:自维持治疗期起,每年第3、第9个月各用COADex方案1个疗程(CTX为600 mg/m²,其余剂量和用法同前,其中O即VCR);每年第6个月用VDLDex方案(用法同早期强化治疗);每年第12个用替尼泊苷(Vm²6)或VP16＋Ara-c 1个疗程(同早期强化治疗)。

(6)HDMTX＋CF治疗和鞘内注射:未做颅脑放射治疗者,从维持治疗第2个月开始,每3个月1次HDMTX＋CF,共8次,然后每3个月三联鞘内注射1次。已做颅脑放射治疗者,只能采用三联鞘注,每12周1次直至终止治疗。

总疗程自维持治疗算起,女孩为3年,男孩为3.5年。

2.标危型急性淋巴细胞白血病化疗

基本同高危急性淋巴细胞白血病，但 DNR 在诱导治疗时减为 2 次；在髓外白血病预防中，一般不用放疗；加强治疗为每年强化 1 次，第 1，第 3 年末选用 VDLDex，第 2 年末选用 VP16＋Ara-c；维持期 HDMTX＋CF 共用 6 次，总疗程自维持治疗算起，女孩 2 年半，男孩 3 年。

3.急性非淋巴细胞白血病的治疗

（1）诱导治疗：①DA 方案：DNR 每天 30～40 mg/m²，静脉滴注，每天 1 次，第 1～3 天使用；Ara-c 每天 150～200 mg/m² 静脉滴注或肌内注射，分 2 次（2 小时一次），第 1～7 天使用。②DEA 方案：DNR 和 Ara-c 同上；VP16（或 VM-26）每天 100～150 mg/m²，静脉滴注，每天 1 次，第 5～7 天使用。

（2）缓解后治疗：①巩固治疗采用原有效的诱导方案 1～2 个疗程。②维持治疗常选用 DA、DAE、COAP、CAM 中 3 个有效方案作序贯治疗，第 1 年每月 1 个疗程，第 2 年每 6～8 周 1 个疗程，第 3 年每 8～12 周 1 个疗程，维持 3 年左右终止治疗。或选用 HDAra-c＋DNR（或）VP16 方案：Ara-c 每 12 小时静脉滴注 1 次，每次 2 mg/m²，第 4～6 天使用；DNR 每天 30 mg/m²，每天静脉滴注 1 次，第 1～2 天使用；当 DNR 累积量大于 360 mg/m²，改为 VP16 每天 100 mg/m² 静脉滴注，第 1 天，第 3 天各用 1 次。疗程间歇 3～5 周，共 4～6 个疗程后终止治疗。

第三节 溶血危象

溶血性贫血的患儿，由于某些诱因加重红细胞破坏，突然出现一系列明显而严重的大量急性溶血发作的表现，如寒战、高热、烦躁不安，较大儿童能诉腰痛、四肢疼痛、腹痛、少尿或尿闭，血红蛋白大幅度下降、贫血、黄疸骤然加重，肝脾较前明显肿大等称为溶血危象。

一、病因

（一）急性感染

急性感染是最常见的原因，与病原菌毒素对红细胞的直接作用，以及感染时脾脏反应性增加，加强了对循环血液中红细胞的清除，使短时间内大量红细胞在脾脏内破坏。感染时白细胞大量被激活,吞噬入侵的微生物,产生大量具有细胞毒性的氧自由基,这种氧自由基,一方面能杀死入侵的微生物,另一方面也杀死组织细胞,而引起血管内溶血。

(二)蚕豆与药物

在红细胞 G-6-PD 缺陷患儿中,除急性感染可诱发急性溶血外,蚕豆与有氧化作用的药物亦可诱发,前者称蚕豆病,后者称药物性溶血性贫血,G-6-PD 缺陷是发病的内在因素,感染、蚕豆与药物是外在因素,内外因素必须相互作用始能发病。

二、临床表现

(一)症状

起病急骤,患儿突然贫血加重、面色苍白、全身乏力、心悸、气短,随后黄疸深,同时伴寒战、发热、烦躁不安。较大儿童能诉四肢、腰背、腹部及肝脾区疼痛,脾脏明显增大,肝不大或轻度肿大,急性血管内溶血者出现棕红色或酱油色尿,持续 7~14 天后会自然缓解,急性肾衰竭及休克等危重表现,在小儿不多见。溶血危象可反复发作,特别是在新生儿或婴儿。

(二)实验室检查

血红蛋白急剧下降,或原有贫血突然加重。末梢血中出现幼稚红细胞,可见豪-周(Howell-Jolly)小体、卡波(Cabot)环、嗜碱性红细胞、多染性或点采红细胞;白细胞数可显著增高,血小板正常。网织红细胞增加更为显著,可达 60%。血清间接胆红素突然或较前明显增高。血管内溶血者,尿液可呈棕红色或酱油色,尿隐血试验和 Rous 试验阳性。骨髓红细胞系增生极度活跃,中、晚幼红细胞显著增高,粒红比例倒置。溶血性疾病有关的实验室检查以确定原发病的诊断。

三、治疗

(一)输血

输血量一般每次 10 mL/kg,但对自身免疫性溶血性贫血所致的溶血危象,输血应采取慎重态度,必要时可输入红细胞悬液或洗涤红细胞 5 mL/(kg・d)。G-6-PD 缺陷的患儿,供血者宜先作 G-6-PD 筛选检查,并应尽量避免采用亲属血,以免输入 G-6-PD 缺陷者的血液,导致再次溶血。

(二)肾上腺皮质激素

有减轻溶血和抑制抗体产生的作用,除治疗自身免疫性溶血而发生的溶血危象外,对疾病本身的治疗亦是首选药物。发病急而症状严重的可给予氢化可的松 10 mg/(kg·d),一般患儿可用泼尼松,剂量为 2～2.5 mg/(kg·d),大剂量泼尼松于出现治疗反应后逐渐减量,于 3～4 周内停药。

(三)其他

肾上腺皮质激素连用 3 周无效者,应减量并逐渐停药改用其他疗法,如脾切除术或免疫抑制剂如硫唑嘌呤 1.25～2.5 mg/(kg·d),达那唑 15～20 mg/(kg·d)等、对 G-6-PD 缺陷者的应用目前尚有争论,大多认为对控制溶血无明显效果。输液、补碱、纠酸,补钾应特别慎重,以防止高血钾症。去除诱因,南蚕豆或药物引起者,需及时停食蚕豆或停药。伴感染者应用抗生素。

第四节 急性贫血危象

急性贫血危象指的是入院时或住院期间化验血红蛋白＜50 g/L,常见原因有急性外伤出血、先天性或继发性凝血机制障碍引起的出血、急性溶血和骨髓造血功能障碍或无效应红细胞生成所致。由于血红蛋白迅速下降,导致机体缺氧,出现多器官功能障碍,如心功能不全、肾功能不全、休克等,严重者可致死亡,因此临床上必须予以重视。

一、临床表现

除原发病的表现外,急性贫血危象主要临床表现为进行性面色及皮肤黏膜苍白、肢体乏力、食欲减退、恶心、呕吐、活动性气促、心悸、头晕、烦躁不安或嗜睡、出冷汗、脉搏快而细、四肢末端凉。病情严重者可并发有休克、充血性心力衰竭及急性肾衰竭。

实验室检查最重要的是发现红细胞及血红蛋白值降低至正常值的一半或一半以下。

二、诊断

对于临床上怀疑贫血的患儿,应首先明确是否有贫血,然后考虑是否发生急性贫血危象,此为急诊中的常见症,需紧急处理,最后再进一步明确贫血病因。

(一)是否存在贫血

贫血是指单位容积内血红蛋白和(或)红细胞数低于正常的病理状态。由于婴儿和儿童的红细胞数和血红蛋白随年龄不同而有差异,因此诊断贫血时必须参照不同年龄的正常值。根据世界卫生组织的资料,血红蛋白的低限值在 6 个月至 6 岁者为 110 g/L,6～14 岁为 120 g/L,海拔每升高 1 000 m,血红蛋白上升 4%,低于此值为贫血。6 个月以下的婴儿由于生理性贫血等因素,血红蛋白值变化较大,目前尚无统一标准。我国小儿血液会议暂定:血红蛋白在新生儿期 <145 g/L,1～4 个月时 <90 g/L,4～6 个月时 <100 g/L 者为贫血。但需注意贫血诊断要排除血容量改变(如脱水或水潴留)的因素。

(二)是否为贫血危象

根据外周血血红蛋白含量或红细胞数贫血可分为四度:①轻度,血红蛋白从正常下限～90 g/L;②中度,血红蛋白为 60～90 g/L;③重度,血红蛋白为 30～60 g/L;④极重度,<30 g/L。新生儿血红蛋白 144～120 g/L 为轻度,90～120 g/L 者为中度,60～90 g/L 为重度,<60 g/L 为极重度。

急性贫血危象指的是患儿入院时或住院期间化验血红蛋白<50 g/L。

(三)明确贫血病因

对于任何贫血患儿,必须寻找出其贫血的原因,才能进行合理和有效的治疗。因此详细询问病史、全面体格检查和必要的实验室检查是作出贫血诊断的重要依据。实验室为贫血病因诊断的主要手段,但与贫血有关的实验检查项目繁多,应由简到繁,有步骤有针对性进行检查。

三、急救处理

贫血危象的急救处理最基本原则是去除或纠正贫血的病因,并进行积极的对症处理,并应输血以改善其缺氧状态。

(一)一般治疗

吸氧应首当其冲,以纠正因贫血造成全身组织器官缺血缺氧,阻止病情发展。患儿应卧床休息,限制活动,以减少氧耗。密切监护,注意脉搏、呼吸、血压及尿量变化。加强护理,增强营养,给予富含蛋白质、多种维生素及无机盐的饮食,消化道大出血者应暂禁食。

急性贫血危象患儿由于血红蛋白急剧下降,机体抵抗力低,易发感染,感染又可加重贫血,增加氧耗,因此应注意防治感染。

应避免应用影响血液系统的药物,切忌在未弄清诊断前滥用抗贫血药物,对疑有巨幼细胞性贫血的患儿,骨髓检查应在使用叶酸或维生素 B$_{12}$ 前进行,怀疑白血病或淋巴瘤患儿在骨髓检查和(或)组织活检前应避免使用肾上腺皮质激素类药物,以免延误诊断及治疗。

(二)病因治疗

对病因明确的贫血,如能去除引起贫血的病因,则贫血可从根本上得以纠正。如外伤性出血应及时清创止血;维生素 K 缺乏引起者给予补充维生素 K_1,每天 $10\sim20$ mg,分 2 次静脉注射,连用$3\sim5$ 天;由血浆凝血因子缺乏引起者应及时输入血液凝血因子,如因血小板减少引起者必要时输浓缩血小板;由蚕豆病引起者应立即停吃蚕豆及豆制品。由于感染导致的溶血性贫血或患儿抵抗力下降合并肺部和肠道感染,应用抗生素治疗。

(三)输血治疗

急性贫血危象是输血的绝对指征,总的原则是一般可先输等张含钠或胶体溶液以补充血容量,改善组织灌注,然后给予输注浓缩红细胞或洗涤红细胞(强调凡有条件均应输红细胞),每次5 mL/kg。注意贫血愈严重,一次输血量宜愈少,且速度宜慢。

对于贫血危象患儿,应根据不同病因给予输血治疗,溶血性贫血患儿致贫血危象,如系 6-磷酸葡萄糖脱氢酶(G-6-PD)缺陷症所致,应避免输入 G-6-PD 缺陷症者的血液,自身免疫性溶血应输入洗涤红细胞,并在输血同时应用大剂量皮质激素,血型不合者应给予换血治疗。由于贫血危象可导致心功能不全,因此首先应判断有无心力衰竭,如有则应抗心力衰竭治疗,应用洋地黄药物,注意剂量不宜太大,然后再输浓缩红细胞。对于外伤后出血所致的贫血危象,应快速大量输血。而慢性贫血基础上出现贫血危象,输血、输液速度不宜过快、过多,以防加重心脏负荷。血红蛋白上升至 70 g/L 以上者可不输血。

(四)保护重要器官功能

1.抗休克

并发失血性休克者,应迅速止血,并补充血容量,常首先使用低分子右旋糖酐或 2：1 等张含钠液或其他等张含钠液 $10\sim20$ mL/kg 快速扩容,然后输注同型全血或浓缩红细胞。并应根据患儿的血压、心率、尿量、周围循环情况、中心静脉压及出血速度和量决定输液和输血量。

2.防治心功能不全

并发心力衰竭者,首选快速类洋地黄制剂,于 24 小时内达到饱和量,并限制液体摄入、在短时间内纠正心力衰竭,必要时应用利尿剂。对并发休克但尚未发

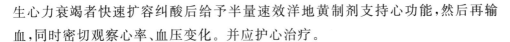

生心力衰竭者快速扩容纠酸后给予半量速效洋地黄制剂支持心功能,然后再输血,同时密切观察心率、血压变化。并应护心治疗。

3.肾功能不全的处理

贫血危象所致肾功能损害多为一过性肾前性肾衰竭,主要通过液体疗法来纠正细胞外液量和成分,改善肾血流量,增加肾小球滤过率,对已补足血容量仍少尿者,常规使用呋塞米每次 1～2 mg/kg。治疗中不用收缩肾血管药物。禁用对肾脏有毒性药物。

第五节 危重败血症

危重败血症是一组危及儿童生命的感染性疾病,必须在监护病房严密观察,并给予恰当的综合治疗,否则死亡率极高。它是由致病菌和条件致病菌侵入血液循环并在血液中生长繁殖,释放毒素、介质,继而改变人体生理功能的急性全身感染,多以多系统器官功能衰竭而致命。

一、病因

(一)致病菌

常见致病菌有葡萄球菌、溶血性链球菌、革兰氏阴性杆菌。医院内感染革兰氏阴性杆菌约占1/3,主要有大肠埃希菌、肺炎克雷伯杆菌、铜绿假单胞菌、B 型流感嗜血杆菌,其他有变形杆菌、沙雷菌、鼠伤寒沙门菌,围生期感染中 18%～60%的为 B 族溶血性链球菌。厌氧菌占小儿败血症病原菌的 5%～10%。抗生素及激素的广泛应用使真菌感染有上升趋势。另外一些少见的病原菌和条件致病菌如表皮葡萄球菌、摩拉菌、胎儿变曲菌、不动杆菌、C 族链球菌、李斯特菌和枯草杆菌均能致败血症。

(二)易感因素

新生儿败血症发病率最高,为 1%～5%,体重越低,发病率越高。幼婴局部血管和淋巴管丰富,炎症易扩散,1 岁以内发生败血症的机会比年长儿高,随着年龄的增长,小儿免疫功能逐渐完善。感染途径主要有宫内感染、产时感染和产后感染。一些重症疾病如营养不良、白血病,恶性肿瘤长期接受化疗或患先天性联合免疫缺陷病,患儿常死于此病。

二、诊断要点

根据病史、体征、临床症状和实验室检查来诊断,其标准是:①有感染灶存在;②有全身感染征象;③出现多系统器官功能衰竭;④血细菌培养或涂片阳性。

三、急救处理

处理原则为控制病原菌,清除毒素,预防多系统器官功能衰竭的发生,帮助机体度过危重时期,挽救生命。

(一)抗生素治疗

使用原则是早期、足量、联合、静脉用药,以选用杀菌药物为主。革兰氏阴性杆菌败血症最佳选择是第三代头孢菌素与氨基糖苷类抗生素联合用药。革兰氏阳性球菌败血症对万古霉素、去甲万古霉素、利福平、青霉素、香豆霉素及复方磺胺甲噁唑敏感。对庆大霉素耐药,可选用阿米卡星与万古霉素合用,疗效甚佳。利福平和褐霉素耐药率低,单用效果不好,与万古霉素合用疗效好。厌氧菌和需氧菌混合感染,治疗可选用杀灭革兰氏阴性杆菌药物和氯霉素、甲硝唑等。严重的真菌感染可加用咪康唑。

(二)免疫学疗法

1.静脉注射免疫球蛋白

(1)蓉生静丙:剂量为 $200\sim300$ mg/(kg·d),最大剂量为 $400\sim600$ mg/(kg·d),连用 $3\sim5$ 天。

(2)β-球蛋白:剂量为 400 mg/(kg·d),早期应用可中和革兰氏阴性菌内毒素,提高抗生素疗效,改善预后。

2.清除及拮抗内毒素与炎性介质

(1)内毒素单克隆抗体:有两种制剂 Es 和 HA-IA,对革兰氏阴性菌败血症有效,而非革兰氏阴性菌无效。EA 剂量可为 2 mg/kg,24 小时再注射 1 次,HA-IA 剂量 100 mg。

(2)肿瘤坏死因子单克隆抗体:①抗肿瘤坏死因子抗体。目前有两种制剂试用于临床:CB006 和 B-C7 单克隆抗体,无不良反应。②抗肿瘤坏死因子受体抗体。③可溶性 TNF 受体。④TNF 受体-IgG 重链嵌合蛋白。

3.白细胞介素-1(IL-1)受体拮抗剂

IL-1ra 对革兰氏阴性和阳性细菌感染均有效,而且可以避免或减少多系统

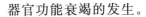

器官功能衰竭的发生。

4.PAF受体拮抗剂

5.抑制20-烷盐酸产物

应用最多的为布洛芬,可以改善血压、心率、体温,增加每分通气量,并可提高休克患者逆转概率。

6.抗凝血酶Ⅲ

可使肺部、代谢及血液系统症状减轻,提高重症败血症的存活率。

(三)防治弥散性血管内凝血

可选用尿激酶、链激酶、血浆置换疗法以及营养支持疗法。

第六节　暴发性紫癜

暴发性紫癜综合征又名坏疽性紫癜、坏死性紫癜、出血性紫癜,系儿科危重症,病死率目前仍高达40%以上,主要为广泛血管内血栓形成,临床表现酷似弥散性血管内凝血。

一、临床表现

为突然迅速进展的对称性皮肤紫癜,累及全身皮肤,以下肢密集,与其他暴发性皮肤损伤不同的是皮疹可在几小时内由瘀点迅速增大融合为直径为数厘米的瘀斑,基底肿胀坚硬与周围组织分界清楚,颜色由鲜红渐变为暗紫色,坏死后成为黑色焦痂,浆液坏死区发生水疱或血疱,可融合成大疱,发疹的肢体可出现明显肿胀疼痛,主要死亡原因为器官功能衰竭、DIC、肾出血。本病病因不明,可发生于以下3种情况:急性感染引起的急性感染性暴发性紫癜,遗传性或获得性蛋白C缺陷或其他凝血障碍所致的凝血障碍性暴发性紫癜,以及原因不明的特发性暴发性紫癜。

二、治疗

目前治疗主张置重症监护室进行综合治疗,包括抗生素、类固醇激素、液体复苏、儿茶酚胺等的治疗,以及低血钙、低血糖的防治,至于抗凝血酶、蛋白C、组织纤溶酶原活性因子、血管扩张药的治疗尚有争议。

(一)抗感染治疗

暴发性紫癜的主要病因为细菌感染,以脑膜炎奈瑟菌败血症最为常见,肺炎链球菌、A组溶血性链球菌、流感嗜血杆菌、肺炎克雷伯杆菌、金黄色葡萄球菌也可引起。有学者主张在无病原学证据之前,对有感染征象且伴有皮肤瘀斑的患儿,首选第三代头孢菌素或联合使用能覆盖上述主要病原菌的抗生素治疗早期暴发性紫癜,一旦病原菌明确后再重新调整抗生素。研究报道,早期有效使用抗生素可以使暴发性紫癜总体死亡率从70%降至40%。值得注意的是,水痘-带状疱疹病毒、EB病毒等病毒感染也可并发暴发性紫癜,对于病毒感染患儿,早期抗病毒治疗有助于疾病康复。

(二)蛋白C或活化蛋白C替代治疗

蛋白C是一种具有抗凝活性的维生素K依赖蛋白酶,近来发现蛋白C(proteinC)基因突变,导致血浆蛋白C缺陷或其活性下降,易于发生微血管内血栓形成,与严重感染合并暴发性紫癜密切相关,是患者发生暴发性紫癜的根本原因,因此,提出在抗感染和抗休克的同时,使用外源性蛋白C或活化蛋白C(APC)替代治疗,有助于凝血失衡纠正,可以减轻暴发性紫癜的组织损伤。临床使用重组人活化蛋白C(rhAPC商品名)Drotrecoginalfa具有抗凝、抗炎活性,研究发现中心静脉持续给药每小时24 $\mu g/kg$,持续96小时,可使蛋白C活性增加,凝血功能改善,使用安全,并且发现血小板$<30 \times 10^9/L$并非绝对禁忌。Fourrier等通过对15例脑膜炎奈瑟菌并暴发性紫癜患者研究发现所有患者血浆蛋白C水平明显降低,给予蛋白C替代治疗获得了较好疗效,并且发现蛋白C替代治疗时最小负荷剂量为250 U/kg,每天维持剂量分别为200 U/kg,没有发现任何不良反应。至于蛋白C治疗的最佳时期、最佳给药剂量仍需进一步研究。此外,单纯同源蛋白C缺陷,新鲜冷冻血浆可以有效替代。

(三)抗凝血酶Ⅲ(AT-Ⅲ)

暴发性紫癜时抗凝血酶Ⅲ减少,予抗凝血酶Ⅲ替代治疗,可促其恢复正常,改善弥散性血管内凝血,且可促进脑膜炎奈瑟菌暴发性紫癜血浆蛋白C水平升高。另有研究发现所有脑膜炎奈瑟菌并暴发性紫癜患者抗凝血酶水平明显降低,给予抗凝血酶替代治疗获得了较好疗效,并且发现AT替代治疗时最小负荷剂量为150 U/kg,每天维持剂量分别为150 U/kg,安全有效。

(四)重组组织纤溶酶原活性因子(rt-PA)

暴发性紫癜时,纤溶酶原活性抑制因子浓度增加,纤维蛋白沉积,血管内血栓形成,多器官功能衰竭,rt-PA 有助于溶解血栓、改善外周灌注,半衰期 5 分钟,剂量为每小时 0.25～0.5 mg/kg,重复使用,对脑膜炎奈瑟菌暴发性紫癜治疗有助。但 Zenz 等通过对 62 例需要截肢或伴有顽固性休克的暴发性紫癜患儿使用 rt-PA 研究发现,其中 5 例患儿并发颅内出血,因缺乏对照,使用 rt-PA 是否引起出血尚不能确定。

(五)肝素

对处于高凝状态的患儿,肝素与抗凝血酶Ⅲ结合抑制血栓形成,减轻皮肤坏死,早期可持续滴注肝素 100～200 U/(kg·d)或低分子肝素 75 U/(kg·d),同时输注新鲜冷冻血浆和抗凝血酶Ⅲ,使用时须注意肝素耐受、停药后反复、血小板减少和出血等现象。但也有学者认为其并无肯定疗效。

(六)外科治疗

部分暴发性紫癜患儿经内科抢救存活后,虽然生命体征基本稳定,但约 90%患儿全层皮肤软组织坏死,有时可深达肌肉、骨骼,愈后残留瘢痕,需要外科进一步处理,包括筋膜切开术、截肢术、皮肤移植术。外科治疗分为二期,一期清创、植皮、截肢,二期松解肌肉挛缩、治疗残肢溃疡,及时外科清创、截肢对降低死亡率起关键作用。暴发性紫癜时肢体肿胀,可引起筋膜腔综合征,并发横纹肌溶解使器官功能恶化,故所有患者都要监测筋膜腔压力,当筋膜腔压力>4.0 kPa(30 mmHg)时,立即实行筋膜腔切开术。尽早实施筋膜切开术,可能减轻软组织坏死的深度,减少截肢。此外,对有遗传性 PC 基因突变的患儿,在手术、外伤、感染时可及时给予 PC 或 APC 制剂,以预防暴发性紫癜的发生。

总之,目前暴发性紫癜的治疗是包括原发疾病在内的一系列综合治疗,其中支持治疗、有效的血液成分(包括新鲜冷冻血浆及凝血因子)、抗感染仍是主要的治疗手段,蛋白 C、抗凝血酶Ⅲ缺陷时给予蛋白 C、抗凝血酶Ⅲ替代治疗。鉴于血栓和出血这一矛盾,抗凝剂的使用仍有争议,且剂量必须个体化。容量负荷过重时可考虑采用血浆去除术,难治病例可试用甲泼尼龙冲击或免疫抑制剂环磷酰胺治疗。随着继发感染的控制、支持治疗,以及其他治疗方法的应用,原发性暴发性紫癜死亡率明显降低;感染合并暴发性紫癜,液体复苏、抗生素及血管活性药应用非常重要,纠正酸碱失衡、电解质紊乱,早期给氧、机械通气有助于疾病康复。

第七节　弥散性血管内凝血

弥散性血管内凝血(DIC)是一种继发于多种疾病的出血综合征。在一些致病因素的作用下,血液中的凝血机制被激活,启动凝血过程,在毛细血管和小动脉、小静脉内大量的纤维蛋白沉积,血小板凝集,从而产生广泛的微血栓。由于凝血过程加速,大量的凝血因子和血小板被消耗,纤维蛋白溶解系统被激活,产生继发性纤溶亢进,临床上表现为广泛性出血倾向、微循环障碍、栓塞表现及溶血等。

一、诊断

(一)病史

常有原发病的病史,诱发 DIC 的常见原发病有以下几个方面。

1.各种感染

如细菌、病毒及疟原虫等。

2.组织损伤

如外科大手术、严重外伤、挤压伤、严重烧伤等。

3.免疫性疾病

如溶血性输血反应、流脑等所致的暴发性紫癜等。

4.某些新生儿疾病

如新生儿寒冷损伤综合征、新生儿窒息、新生儿溶血、新生儿呼吸窘迫综合征等。

5.其他

如巨大血管瘤、急性出血性坏死性小肠炎等。

(二)临床表现

有原发病的症状和体征,且有下述表现。

1.出血

皮肤黏膜出血,注射部位或手术野渗血不止,消化道、泌尿道、呼吸道出血。

2.休克

一过性或持续性血压下降,不能用原发病解释的微循环衰竭。婴幼儿常为精神萎靡、面色青灰、黏膜青紫、肢端冰冷、尿少等。

3.栓塞

表现为各脏器(如肾、肺、脑、肝等)功能障碍,出现如血尿、少尿、无尿或肾衰竭、发绀、呼吸困难、昏迷、抽搐、黄疸、腹水等。

4.溶血

表现为高热、黄疸、腰背痛及血红蛋白尿。

(三)辅助检查

由于凝血及纤溶系统均受累,有多种出、凝血方面检查的异常,主要诊断指标有以下几项。

1.血小板计数

血小板数量低于正常或进行性下降。

2.凝血酶原时间和白陶土部分凝血活酶时间

凝血酶原时间延长 3 秒以上或白陶土部分凝血活酶时间延长 10 秒以上。

3.纤维蛋白原

低于 1.6 g/L(肝病 DIC 时低于 1 g/L),或进行性下降。

4.血浆鱼精蛋白副凝试验(3P 试验)

阳性或 FDP>20 mg/L(肝病 DIC 时,FDP>60 mg/L)。

5.血片中破碎红细胞

数值可>20%。

(四)诊断标准

存在易引起 DIC 的基础疾病,有出血、栓塞、休克、溶血表现,或对抗凝治疗有效,则要考虑 DIC 的可能性。实验室检查中的主要指标如有 3 项或 3 项以上异常即可确诊。如异常者少于 3 项,则做进一步检查帮助确诊。DIC 低凝期及纤溶亢进期用上述指标确定,而高凝期因持续时间很短,临床不易发现,如在高凝期做检查,则表现为抽血时血液易凝固、凝血时间缩短、AFYF 缩短,血小板数可正常或稍增高,纤维蛋白原正常或稍增高。

第五届中华血液学会全国血栓与止血学术会议制订的诊断标准如下。

1.临床表现

(1)存在易引起 DIC 的基础疾病。

(2)有下列 2 项以上表现:①多发性出血倾向;②不易用原发病解释的微循环衰竭或休克;③多发性微血管栓塞的症状和体征,如皮肤、皮下、黏膜栓塞坏死及早期出现的肾、肺、脑等脏器功能不全;④抗凝治疗有效。

2.实验室检查

(1)主要诊断指标同时有下列3项以上异常：①血小板计数低于100×10^9/L或呈进行性下降(肝病、白血病患者要求血小板数低于50×10^9/L)，或有下述2项以上血浆血小板活化产物升高：β血小板球蛋白(β-TG)；血小板第4因子(PF$_4$)；血栓素B$_2$(TXB$_2$)；颗粒膜蛋白(GMP)140。②血浆纤维蛋白原含量<1.5 g/L或进行性下降或超过4 g/L(白血病及其他恶性肿瘤<1.8 g/L,肝病<1.0 g/L)。③3P试验阳性或血浆FDP>20 mg/L(肝病时FDP>60 mg/L)，或D-二聚体水平升高或阳性。④凝血酶原时间缩短或延长3秒以上，或呈动态变化(肝病者延长5秒以上)。⑤纤溶酶原含量及活性降低。⑥抗凝血酶Ⅲ(AT-Ⅲ)含量及活性降低。⑦血浆因子Ⅷ:C活性低于50%(肝病患者为必备项目)。

(2)疑难病例应有下列一项以上异常：①因子Ⅷ:C降低,vWF：Ag升高,Ⅷ：C/vWF：加比值降低。②血浆凝血酶-抗凝血酶试验(TAT)浓度升高或凝血酶原碎片$1+2$(F$_{1+2}$)水平升高。③血浆纤溶酶与纤溶酶抑制复合物(PIC)浓度升高。④血(尿)中纤维蛋白肽A(FPA)水平增高。

二、鉴别诊断

与其他类似的微血管性溶血性贫血如血栓性血小板减少性紫癜和溶血尿毒综合征鉴别。

三、治疗

(一)一般治疗

治疗引起DIC的原发病。

(二)特异性治疗

1.肝素

(1)一般在DIC的早期使用,应用肝素的指征有以下几方面：①处于高凝状态者；②有明显栓塞表现者；③消耗性凝血期表现为凝血因子、血小板、纤维蛋白原进行性下降,出血逐渐加重,血压下降或休克者；④准备补充凝血因子如输血或血浆,或应用纤溶抑制药物而未能确定促凝物质是否仍在发挥作用者。

(2)以下情况应禁用或慎用肝素：①颅内出血或脊髓内出血、肺结核空洞出血、溃疡出血；②有血管损伤或新鲜创面者；③DIC晚期以继发性纤溶为主者；④原有重度出血性疾病,如血友病等；⑤有严重肝脏疾病者。肝素60～125 U/kg,每4～

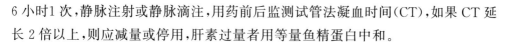

6小时1次,静脉注射或静脉滴注,用药前后监测试管法凝血时间(CT),如果CT延长2倍以上,则应减量或停用,肝素过量者用等量鱼精蛋白中和。

2.抗血小板聚集药物

常用于轻型DIC、疑似DIC而未肯定诊断者或高凝状态者,常用药物有以下所述。

(1)阿司匹林:10～20 mg/(kg·d),分2～3次口服。用到血小板数恢复正常数天后才停药。

(2)双嘧达莫(潘生丁):5 mg/(kg·d),分2～3次口服,疗程同阿司匹林。

3.抗凝血因子

(1)抗凝血酶Ⅲ:常用于DIC的早期,补充减少抗凝血酶Ⅲ量,其有抗凝血酶及抑制活化的Ⅹ因子的作用,能保证肝素的疗效。常用剂量为首剂80～100 U/kg,1小时内滴完,以后剂量减半,12小时1次,连用5天。

(2)蛋白C浓缩剂:对感染等所致的内毒素引起的DIC,应用蛋白C浓缩物可以提高肝素的疗效。

4.其他抗凝制剂

脉酸脂、MD-850、刺参酸性黏多糖、重组凝血酶调节蛋白、水蛭素等均有抗凝血作用,可用于DIC早期即高凝期。

5.血液成分输注

有活动性DIC时,可补充洗涤红细胞、浓缩血小板、清蛋白等。如果DIC过程已停止,或者肝素化后仍持续出血,应该补充凝血因子,可输注新鲜血浆、凝血酶原复合物。

6.抗纤溶药物

在DIC早期,为高凝状态时禁用抗纤溶药物,当病情发展到以纤溶为主时,可在肝素化的基础上慎用抗纤溶药,如EACA、PAMBA等。

(三)对症治疗

(1)改善微循环:①低分子右旋糖酐。②血管活性药物如山莨菪碱、多巴胺等。

(2)纠正酸中毒及水、电解质的平衡紊乱。

四、疗效评价

(一)预后评估

DIC的预后与原发病表现、DIC治疗早晚等因素相关。

(二)痊愈标准

1.痊愈

(1)出血、休克、脏器功能不全等 DIC 表现消失。

(2)低血压、瘀斑等体征消失。

(3)血小板计数、纤维蛋白原含量以及其他实验室指标全部恢复正常。

2.显效

以上 3 项指标中,有 2 项符合要求者。

3.无效

经过治疗,DIC 症状和实验室指标无好转,或病情恶化死亡者。

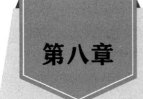

第八章　儿童急救

第一节　儿童心肺复苏

心肺复苏(cardiopulmonary resuscitation,CPR)是指在心跳、呼吸骤停的情况下所采取的一系列急救措施,其目的是使心脏、肺脏恢复正常功能,使生命得以维持。

一、儿童心跳、呼吸骤停的病因

引起儿童心跳、呼吸骤停的原因,一是疾病所致,二是意外伤害,包括呼吸衰竭、新生儿窒息、婴儿猝死综合征、外伤、败血症、神经系统疾病、溺死、中毒等。新生儿和婴儿死亡的主要原因是先天性畸形、早产的并发症和婴儿猝死症等;而意外伤害逐渐成为导致年长儿童死亡的主要原因。

(一)疾病状态下出现心跳、呼吸骤停

1.呼吸系统疾病急速进展

如严重哮喘、喉炎、重症肺炎、肺透明膜病等。与成人心跳、呼吸骤停主要原因为原发性心脏疾病不同,儿童心搏骤停主要原因为进行性呼吸衰竭或休克,又称窒息性心跳停止。

2.心血管系统的状态不稳定

如大量失血、严重心律失常、心肌炎、心肌病、心力衰竭等。

3.神经系统疾病急剧恶化

如昏迷患者常无足够的呼吸驱动以保证正常的通气。

4.某些临床诊疗操作

对于有高危因素的患者,某些诊疗操作能加重或触发心跳、呼吸骤停,包括以下7种操作。

(1)气道的吸引:能引起低氧、肺泡萎陷及反射性心动过缓。

(2)不适当的胸部物理治疗(如拍背、翻身、吸痰等):可使更多的分泌物溢出,阻塞气道,也可使患者产生疲劳。

(3)任何形式的呼吸支持(如人工呼吸机的应用)的撤离:患者必须从以前的人工呼吸转变为自主呼吸做功,如降低吸入氧浓度、撤离持续呼吸道正压通气或机械通气、拔除气管插管等。

(4)安有人工气道的患者气管插管发生堵塞或脱开。

(5)镇静剂的应用:如麻醉剂(包括外科手术麻醉剂的使用)、镇静药和止咳药的应用所致的呼吸抑制。

(6)各种操作:如腰椎穿刺、心包穿刺、鼻胃管的放置、气管插管、心血管介入治疗操作等。

(7)高危婴儿喂养时由于吞咽-呼吸的不协调,也可引起心跳、呼吸骤停。应特别注意循环的失代偿表现,包括外周循环不良、心动过缓、呼吸形式的改变或呼吸暂停、发绀、对刺激的反应性下降等。

有上述表现时应尽可能停止相关的操作,并给予生命支持。

(二)意外伤害

如外伤、车祸、溺水、触电、雷击、烧伤、误服药品或毒品,甚至自杀等,应在乘车儿童安全座椅的使用、儿童安全知识、珍爱生命等方面进行必要的教育,防止意外的发生。

二、儿童心跳、呼吸骤停的诊断

临床表现为突然昏迷,部分有一过性抽搐、呼吸停止、面色灰暗或发绀、瞳孔散大和对光反射消失、大动脉(颈动脉、股动脉、肱动脉)搏动消失、听诊心音消失,如做心电图检查可见等电位线、电机械分离或心室颤动等。

心跳、呼吸骤停的诊断并不困难。一般患者突然昏迷及大血管搏动消失即可诊断;但在紧急情况下,触诊不确定有无大血管搏动亦可拟诊(10秒),而不必反复触摸脉搏或听心音,以免延误抢救时机。

三、儿童生存链

为获得心跳、呼吸骤停后最佳的生存率和生命质量,儿童生存链包括 5 个环节:防止心跳、呼吸骤停、尽早进行心肺复苏、迅速启动急救医疗服务系统、快速高级生命支持、综合的心脏骤停后治疗。

(一)儿童基本生命支持

儿童基本生命支持(pediatricbasic life support,PBLS)包括儿童生存链中的前 3 个环节,即防止心跳、呼吸骤停、尽早进行心肺复苏、迅速启动急救医疗服务系统。任何一个受过训练的医务人员或非医务人员都可以实施基本生命支持,基本生命支持是自主循环恢复(return of spontaneous circulation,ROSC)、挽救心跳、呼吸骤停患者生命的基础。当心跳、呼吸停止或怀疑停止时,应尽早进行CPR,同时启动紧急医疗服务,迅速将患者送到能进行高级生命支持的医疗机构。

(二)儿童高级生命支持

儿童高级生命支持(pediatricadvanced life support,PALS)为心肺复苏的第二阶段,有经验的医护人员参与此时的抢救工作,并且常有明确的分工,协调处理呼吸、胸外心脏按压、辅助药物应用、输液、电除颤、监护及必要的记录。高级生命支持的重点是最大限度地改善预后,包括在不导致胸外按压明显中断和电除颤延迟的情况下,建立血管通路、使用药物、电除颤、气管插管等。儿童心跳、呼吸骤停后对人工通气或用氧有反应,或需要高级生命支持的时间<5 分钟,复苏成功后神经系统正常的可能性较大。

(三)综合的心脏骤停后治疗

主要针对 ROSC 后的治疗和护理,包括优化心肺等重要器官的血流灌注、转运患者至具有心肺复苏系统治疗能力的医院或重症监护中心、确定诱发心跳、呼吸骤停的原因和防止复发、控制体温以利于生存和神经系统康复、优化机械通气和减少肺损伤、器官功能支持和降低多器官衰竭的风险、提供必要的复苏后康复训练等。综合的心脏骤停后治疗需要多学科联合,对提高心跳、呼吸骤停患者的生存率和生活质量非常重要。

三、心跳、呼吸骤停的处理

对于心跳、呼吸骤停,现场抢救十分必要,应争分夺秒地进行。强调黄金4 分钟,即在 4 分钟内进行基本生命支持,并在 8 分钟内进行高级生命支持。

(一)迅速评估和启动急救医疗服务系统

迅速评估和启动急救医疗服务系统包括迅速评估环境对抢救者和患者是否安全、评估患者的反应性和呼吸(5~10秒做出判断)、检查大血管搏动(婴儿触摸肱动脉、儿童触摸颈动脉或股动脉,10秒之内做出判断),迅速决定是否需要CPR。

(二)迅速实施CPR

迅速和有效地CPR对于ROSC和避免复苏后神经系统后遗症至关重要。婴儿和儿童CPR程序为C-A-B方法,即胸外按压(chest compressions/circulation,C)、开放气道(airway,A)和建立呼吸(breathing/ventilations,B);对于新生儿,心脏骤停主要为呼吸因素所致(已明确为心脏原因者除外),其CPR程序为A-B-C方法。

1.胸外按压(chest compressions/circulation,C)

当发现患者无反应、没有自主呼吸或只有无效的喘息样呼吸时,应立即实施胸外按压,其目的是建立人工循环。

胸外按压方法:为达到最佳胸外按压效果,应将患者放置于硬板上。对于新生儿或婴儿,单人使用双指按压法:将两手指置于乳头连线下方按压胸骨(图8-1);或使用双手环抱拇指按压法:将两手掌及四手指托住两侧背部,双手大拇指按压胸骨下1/3处(图8-2)。对于儿童,可用单手或双手按压胸骨下半部;单手胸外按压时,可用一只手固定患者头部,以便通气;另一手的手掌根部置于胸骨下半段,手掌根的长轴与胸骨的长轴一致(图8-3);双手胸外按压时,将一手掌根部重叠放在另一手背上,十指相扣,使下面手的手指抬起,手掌根部垂直按压胸骨下半部(图8-4)。注意不要按压到剑突和肋骨。按压深度至少为胸部前后径的1/3(婴儿大约为4cm、儿童大约为5cm)。按压频率至少为100次/分,每一次按压后让胸廓充分回弹以保障心脏血流的充盈。应保持胸外按压的连续性,尽量减少胸外按压的中断(<10秒)。

2.开放气道(airway,A)

儿童尤其是低龄儿童主要为窒息性心脏骤停,因此开放气道(A)和实施有效的人工通气(B)是儿童心肺复苏成功的关键措施之一。首先应清理口、咽、鼻分泌物、异物或呕吐物,必要时进行口、鼻等上气道吸引;开放气道多采取仰头抬颏法:用一只手的小鱼际(手掌外侧缘)部位置于患者前额,另一只手的示指、中指置于下颏将下颌骨上提,使下颌角与耳垂的连线和地面垂直;注意手指不要压颏下软组织,以免阻塞气道(图 8-5);疑有颈椎损伤者可使用托颌法:将双手放置在患者头部两侧,握住下颌角向上托下颌,使头部后仰程度为下颌角与耳垂连线和地面成 60°(儿童)或 30°(婴儿)(图 8-6);若托颌法不能使气道通畅,应使用仰头抬颏法开放气道。

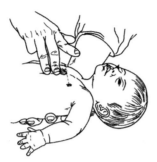

图 8-1 双指按压法(用于新生儿和小婴儿)

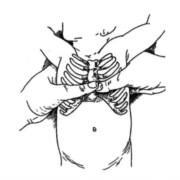

图 8-2 双手环抱拇指按压法(用于新生儿和小婴儿)

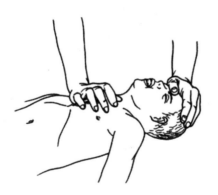

图 8-3 单手按压法(用于儿童)

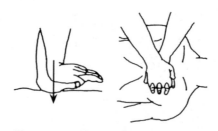

图 8-4　双手按压法(用于儿童和成人)

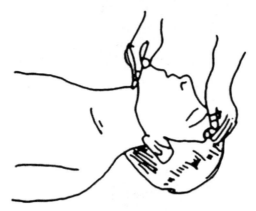

图 8-5　仰头抬颏法开放气道

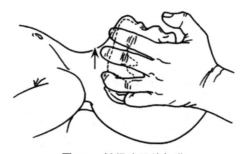

图 8-6　托颌法开放气道

3.建立呼吸(breathing,B)

(1)口对口人工呼吸:此法适合于现场急救。操作者先深吸一口气,如患者是 1 岁以下婴儿,可将嘴覆盖口和鼻;如果是较大的婴儿或儿童,用口对口封住,拇指和示指紧捏住患者的鼻子,保持其头后倾;将气吹入,同时可见患者的胸廓抬起。停止吹气后,放开鼻孔,使患者自然呼气,排出肺内气体。应避免过度通气。

口对口人工呼吸即使操作正确,吸入氧浓度也较低(<18%);操作时间过长时术者易疲劳,也有感染疾病的潜在可能,如条件允许,或医院内的急救,应尽快

采取如下辅助呼吸的方法。

（2）球囊-面罩通气：如果只需短期通气，球囊-面罩通气与气管插管一样有效，且相对更安全。常用的气囊通气装置为自膨胀气囊（婴儿和低龄儿童容积为450～500 mL，年长儿童容积为1 000 mL），可输入空气或氧气，在氧气流量为10 L/min时，递送的氧浓度为30%～80%。配有贮氧装置的气囊可以提供60%～95%高浓度氧气，氧气流量应维持在10～15 L/min。气囊常配有压力限制活瓣装置，压力水平在357.1～408.2 kPa(35～40 cmH$_2$O)。面罩应紧密盖在面部，覆盖住患者口鼻，并托颌保证气道通畅。可采取"EC"钳方式进行球囊-面罩通气：中指、无名指、小指呈"E"字形向面罩方向托颌，拇指和示指呈"C"字形将面罩紧紧扣在面部(图8-7)。在上述操作时应观察患者的胸廓起伏以了解辅助通气的效果；如无有效通气（表现为胸廓抬动不明显），应考虑是否仍存在气道梗阻（如气管异物未排出等）。

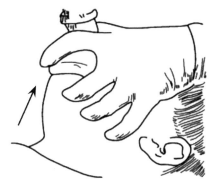

图8-7 "EC"钳方式的面罩通气

（3）胸外按压与人工呼吸的协调：单人复苏婴儿和儿童时，在胸外按压30次和开放气道后，立即给予2次有效的人工呼吸，即胸外按压和人工呼吸比为30：2；若为双人复苏则为15：2。若高级气道建立后，胸外按压与人工呼吸不再进行协调，胸外按压以不少于100次/分的频率不间断地进行；呼吸频率为8～10次/分（即每6～8秒给予1次呼吸），注意避免过度通气。如果有2个或更多的救助者，可每2分钟交换操作，以防止实施胸外按压者疲劳，导致胸外按压质量及效率降低。

4.除颤(defibrillation,D)

在能够获取自动体外除颤器(automated external defibrillator,AED)或手动除颤仪的条件下进行。医院外发生、且未被目击的心脏骤停先给予5个周期的CPR（约2分钟），然后使用AED除颤；若目击突发性心脏骤停，或心电监护有室颤或无脉性室性心动过速时,应尽早除颤。1～8岁儿童使用儿科剂量衰减型AED;婴儿应首选手动型除颤仪,次选儿科剂量衰减型AED,也可以使用不带儿科剂量衰减器的AED。初始除颤能量用2 J/kg,若需要第2次除颤,则电击能量至少升至4 J/kg,但不超过10 J/kg。除颤后应立即恢复CPR,尽可能缩短电击前后的胸外按压中断时间(＜10秒)。2分钟后重新评估心跳节律。

(三)迅速启动急救医疗服务系统

如果有2人参与急救,则一人在实施CPR的同时,另一人迅速启动紧急医疗服务,如电话联系"120"或附近医院的急救电话和获取AED或手动除颤仪。如果只有一人实施CPR,则在实施5个循环的CPR(30∶2的胸外按压和人工呼吸)后,联络紧急医疗服务和获取AED或手动除颤仪;并尽快恢复CPR,直至急救医务人员抵达或患者开始自主呼吸(ROSC)。

(四)高级生命支持

高级生命支持是在基本生命支持基础上及时转运到有条件的医疗急救中心,建立血管通路、应用药物、放置气管、电除颤、心电监护、对症处理复苏之后的症状等,以最大限度地改善预后。有效的高级生命支持依赖于前期高质量的CPR,尤其是正确的胸外按压("C"步骤);对于以窒息性心搏骤停最为常见的儿童CPR而言,有效通气("B"步骤)同样至关重要。条件允许时(如在医院内、医疗团队参与、有急救设备等),基本生命支持和高级生命支持应同时进行;如一人实施胸外按压,一人进行通气(包括建立高级气道),其他人准备除颤仪、心电监护、建立输液通道、准备急救药物和计算药物剂量等。

1.高级气道通气

高级气道通气包括放置口咽或鼻咽气道、喉面罩通气道、气管插管、食管-气管联合导气管等。

(1)口咽气道和鼻咽气道:能够避开舌头和软腭,有助于维持气道开放;前者适用于没有咽反射者,后者适用于有咽反射者;宜注意导管的大小与放置的长度。

(2)喉面罩通气道(laryngeal mask airway,LMA):用于球囊-面罩通气不成功,又未进行气管插管者。与年长儿童和成人相比,年幼儿童LMA置入相关的并发症发生率较高。

(3)气管插管:当需要持久通气时,或面罩吸氧不能提供足够通气时,就需要用气管内插管代替面罩吸氧。无囊气管导管(uncuffed endotracheal tube,

UETT)和有囊气管导管(cuffed endotracheal tube,CETT)均可用于婴儿和儿童。气管导管内径大小可根据患者年龄选择。若用 UETT,导管内径:<1 岁 3.5 mm,1～2 岁 4 mm,>2 岁可用公式进行估算:[4＋(年龄/4)]mm;若用 CETT,导管内径:<1 岁 3 mm,1～2 岁 3.5 mm,>2 岁可用公式进行估算:[3.5＋(年龄/4)]mm。插管后可继续进行皮囊加压通气,或连接人工呼吸机进行机械通气。

(4)食管-气管联合导气管(esophageal-tracheal combitube,ETC):为双腔导管,一个腔是盲端,用作食管堵塞气道;另一个腔远端开放,作为标准的气管导管。ETC 用于没有反应、没有咽反射的患者;可在自然体位插管,可盲插,插入迅速,可作为气管导管插管失败的解救措施之一。

2.供氧

自主循环尚未恢复前,推荐使用100％纯氧;ROSC 后,动态检测动脉血氧饱和度,应逐步调整供氧,以保证动脉血氧饱和度≥94％。

3.建立与维持输液通路

建立血管通路是使用药物、补充液体和获取血液标本之必需。中心静脉通路具有许多优点,但由于建立中心静脉通路耗时较多,因此周围静脉通路常为首选;必要时可同时建立周围静脉和中心静脉通路。静脉通路不能迅速建立(>90秒)时,应建立骨内通路(IO)。骨内通路适用于任何年龄,是一种安全、可靠,并能快速建立的给药途径。如果静脉通路和骨内通路均未能及时建立,利多卡因、肾上腺素、阿托品、纳洛酮等脂溶性药物可经气管通路(ET)给药;气管内途径给药的药物最佳剂量尚未确定,一般利多卡因和纳洛酮的剂量为静脉用药剂量的 2～3 倍,肾上腺素的剂量为静脉用药剂量的 10 倍;如果在 CPR 过程中气管内给药,可短暂停止胸外按压后注入药物,用至少 5 mL 的生理盐水冲洗气道,然后立即给予连续 5 次的正压通气。

4.药物治疗

药物治疗的主要作用包括抗心律失常、纠正休克、纠正电解质和酸碱失衡、维持心排血量和复苏后稳定等,有条件应尽快给予。常用急救药物有以下几种。

(1)肾上腺素:儿科患者最常见的心律失常是心脏停搏和心动过缓,肾上腺素有正性肌力和正性频率作用,能升高主动脉舒张压和冠状动脉灌注压。静脉推注给药剂量为 0.01 mg/kg(1∶10 000 溶液 0.1 mL/kg),最大剂量为 1 mg;必要时间隔 3～5 分钟重复 1 次,注意不能与碱性液体于同一管道输注。

(2)碳酸氢钠:由于心脏骤停后出现的酸中毒多为呼吸性酸中毒合并高乳酸

性代谢性酸中毒,因此不主张常规给予碳酸氢钠。心脏骤停或严重休克时,血气分析可能无法准确反映机体酸中毒的程度,碳酸氢钠过量使用可影响组织内氧的输送,引起低血钾、低血钙和高钠血症,降低室颤阈值和导致心肌功能不全。在抢救中毒、高血钾所致的心脏骤停,以及较长时间心脏骤停时,需要使用碳酸氢钠;首次剂量为 1 mmol/kg,静脉推注。当自主循环建立及抗休克液体输入后,碳酸氢钠的用量可依血气分析的结果而定。

(3)阿托品:阿托品可提高心率,改善心动过缓,传统上作为心室停搏或心动过缓、无脉心电活动(PEA)时的常规治疗药物。静脉推注剂量为 0.02 mg/kg,间隔5分钟可重复使用。最小剂量为 0.1 mg,单次最大剂量为 0.5 mg;抢救有机磷农药中毒时需要更高剂量的阿托品。但有证据显示,PEA 或心室停搏时使用阿托品没有治疗效果,目前已不再推荐阿托品作为心肺复苏的常规治疗药物。

(4)葡萄糖:高血糖和低血糖均可导致脑损伤,因此危重患者应床旁监测血糖浓度。儿童糖原贮备有限,当机体能量需要增加时,可导致低血糖;应给予葡萄糖,0.5~1 g/kg,静脉推注给药;新生儿用 10% 葡萄糖 5~10 mL/kg,婴儿和儿童用 25% 葡萄糖 2~4 mL/kg,青少年用 50% 葡萄糖 1~2 mL/kg。CPR 后常出现应激性、一过性高血糖;CPR 期间宜用无糖液,血糖高于 10 mmol/L 即要控制,CPR 后伴高血糖的患者预后差。

5.其他治疗

对复苏后患者出现的低血压、心律失常、颅内高压等应分别给予预防及处理。

第二节　急性呼吸衰竭

呼吸衰竭是指由各种原因导致的中枢性和(或)外周性的呼吸生理功能障碍,使动脉血氧分压降低和(或)二氧化碳分压增加,患者有呼吸困难(窘迫)的表现,如呼吸音降低或消失、吸气时有辅助呼吸肌参与,出现吸气性凹陷,以及意识状态的改变。儿童呼吸衰竭多为急性呼吸衰竭,是儿科重要的危重病,是导致儿童心跳、呼吸骤停的主要原因,具有较高的死亡率。

呼吸衰竭常以血气分析指标来判断,低氧性呼吸衰竭可定义为:在排除发绀性心脏病的前提下,患者在吸入氧浓度(FiO_2)>60% 时,动脉氧分压<8.0 kPa(60 mmHg);高碳酸血症性呼吸衰竭定义为急性期 $PaCO_2$ > 6.7 kPa

(50 mmHg)。根据上述结果,传统上呼吸衰竭分为两型,Ⅰ型呼吸衰竭:缺氧而无二氧化碳潴留[PaO_2<8.0 kPa(60 mmHg),$PaCO_2$降低或正常];Ⅱ型呼吸衰竭:缺氧伴二氧化碳潴留[PaO_2<8.0 kPa(60 mmHg),$PaCO_2$>6.7 kPa(50 mmHg)]。

一、病因和病理生理

呼吸衰竭主要病理生理是呼吸系统不能有效地在空气-血液间进行氧和二氧化碳的气体交换,包括通气不足、弥散障碍、肺内分流、通气-血流(V/Q)比例失调4个方面,导致低氧血症和高碳酸血症。

根据年龄,常见的引起呼吸障碍的原发疾病有以下几种。

(一)2岁以下儿童

2岁以下儿童引起呼吸障碍的原发疾病有:①支气管肺炎;②哮喘持续状态;③喉炎;④先天性心脏病;⑤气道异物吸入;⑥先天性气道畸形(气管蹼、囊肿、大叶肺气肿等);⑦较大腺样体或扁桃体所致的鼻咽梗阻。

(二)2岁以上儿童

2岁以上儿童引起呼吸障碍的原发疾病有:①哮喘持续状态;②多发性神经根炎;③中毒;④溺水;⑤脑炎;⑥损伤。

根据引起呼吸衰竭的原发病因不同可以分为:①肺部疾病包括气道、肺泡、肺循环等病变,如重症支气管肺炎、哮喘持续状态、气胸等。临床上以低氧血症为主,患者常有呼吸困难、呼吸做功增加。②呼吸泵功能障碍,中枢神经系统和呼吸肌类似于驱动呼吸发生的呼吸泵,中枢神经系统疾病、神经肌肉疾病或肌肉功能障碍时,可导致通气不足、肺泡通气量减少和高碳酸血症;低氧血症在呼吸泵衰竭时也可出现,可通过给氧和正压通气纠正。

二、临床表现

(一)原发疾病的临床表现

如肺炎、脑炎等症状和体征。

(二)呼吸衰竭的早期表现

在严重肺部疾病呼吸衰竭将要发生前,患者常有明显的呼吸窘迫表现,如呼吸频率增加、过度使用辅助呼吸肌参与呼吸、鼻翼扇动等;由于儿童的胸廓顺应性好,吸气性凹陷特别明显。在新生儿及较小的婴儿,由于存在呼气时将会厌关闭以增加呼气末正压的保护机制,可在呼气时出现呻吟。由于呼吸泵衰竭所致的呼吸衰竭在早期无明显的呼吸窘迫表现,在临床上相对不易发现。如患者有神经肌肉性疾病,可引起肺泡通气不足,而此时的吸气性凹陷并不出现,只有从呼吸浅表或呼吸频率异常减慢等线索中发现。

(三)重要脏器的功能异常

儿童呼吸衰竭,除原发疾病,如肺炎、脑炎等症状和体征外,低氧、高碳酸血症、酸中毒等足以导致重要脏器的功能异常,包括以下几种。

1.心血管系统

中等程度的低氧和高碳酸血症可引起心率和心排血量的增加,而严重低氧血症可致心排血量降低。中等程度的低氧血症可使心律失常的机会增加。低氧和高碳酸血症可引起肺血管阻力增加。

2.呼吸系统

在外周和中枢化学感受器正常状态下,呼吸衰竭时患者的每分通气量增加;随气道阻塞程度的加重,辅助呼吸肌常参与呼吸运动。急性呼吸窘迫综合征(acute respiratory distress syndrome,ARDS)是急性呼吸衰竭中较为严重的典型病症。由于严重的肺损伤而影响肺的气体交换、肺顺应性降低、胸部 X 线显示肺弥漫性浸润。儿童 ARDS 的常见触发因素有严重的窒息、休克、脓毒症、心脏外科手术后并发症、肺的化学损伤、血液系统恶性肿瘤、重症肺炎,尤其是重症病毒性肺炎,如流感、副流感、禽流感等。

3.中枢神经系统

因低氧和高碳酸血症,可出现头痛、神志模糊、嗜睡、激惹和焦虑等。

4.肾脏

呼吸衰竭可导致钠、水排出减少。

5.血液系统

慢性呼吸衰竭可引起红细胞增多,由于血二氧化碳分压增加、氧离曲线右移,使红细胞携带的氧在外周更易释放。

6.代谢

由于无氧代谢,乳酸产生增加,使血 pH 明显降低。

三、急性呼吸衰竭的诊断和评估

(一)根据临床表现进行诊断和评估

动脉血气分析指标是诊断和评估急性呼吸衰竭的常规方法,但临床症状和体征对诊断和病情判断十分重要。儿童的呼吸系统代偿能力有限,故早期认识呼吸衰竭很重要;应尽可能预测呼吸衰竭的发生,避免气体交换障碍的发生。当怀疑有呼吸衰竭时,应快速评估患者的通气状态,包括呼吸运动是否存在及强弱程度、呼吸频率、呼吸运动幅度、是否存在发绀及上呼吸道梗阻。此外,在低氧及高碳酸血症时,患者常有意识状态的改变,如少哭、少动、意识模糊与激惹交替等。

当患者出现明显的呼吸困难且影响到重要脏器的功能,尤其是出现呼吸暂停时,往往提示为严重的呼吸衰竭。在处理已出现的呼吸衰竭伴低氧时,不必等待患者只吸空气(21%氧)状态下的血气分析值,应立即纠正低氧血症,再针对引起呼吸衰竭的原发病进行诊断和治疗。

(二)对肺气体交换障碍程度的评估

血液气体分析在呼吸衰竭的评估中有重要地位。将吸入氧浓度(FiO_2)>60%时,动脉氧分压<8.0 kPa(60 mmHg)和(或)急性期 $PaCO_2$>6.7 kPa(50 mmHg)作为呼吸衰竭的诊断标准,是较客观可操作的指标,可反映通气和氧合状态。但 PaO_2 也受心脏右向左分流的影响,$PaCO_2$ 在慢性碱中毒时可代偿性增加,而这些情况本身并非呼吸系统的问题,在这些情况下,单凭血气分析指标不能诊断为呼吸衰竭。对于呼吸衰竭患者在用氧情况下,单凭动脉血氧分压(PaO_2)不能反映低氧程度和肺部病变的进展或好转,此时应采用包含吸入氧浓度因素的评估指标,如肺泡-动脉氧分压差($A\text{-}aDO_2$)。在评估氧合状态时应同时考虑血氧分压与给氧的浓度,此时采用 $A\text{-}aDO_2$ 能对呼吸衰竭的严重程度及变化做出定量的判断。$A\text{-}aDO_2=[95.0 \text{ kPa}(713 \text{ mmHg})\times FiO_2]-[(PaCO_2/0.8)+PaO_2]$。该指标的基本原理是:肺弥散功能正常时,肺泡氧分压(通过肺泡气体方程式计算:$PAO_2=713 \text{ mmHg}\times FiO_2-PaCO_2/0.8$)与动脉血氧分压($PaO_2$)的差值很小[<1.3 kPa(10 mmHg)];当肺部疾病严重而影响气体弥散或存在肺内或肺外(心脏水平)分流时,肺泡氧分压与动脉血氧分压差值增大,差值越大,疾病程度越重。该指标可用于动态评估。在临床上也常用 PaO_2/FiO_2 作为呼吸衰竭严重程度的评估指标,其意义与($A\text{-}aDO_2$)类似,且不需要计算 PAO_2,便于应用。该比值越小,肺部疾病越重。临床上将 PaO_2/FiO_2<300 诊断为急性肺损伤,PaO_2/FiO_2<200 诊断为急性呼吸窘迫综合征(ARDS)。动脉血 $PaCO_2$ 水平直接反映了肺泡通气量的变化,它一般不受吸入氧浓度的影响,$PaCO_2$ 的显著增高往往是需要机械辅助通气的指征。血 pH 往往结合 $PaCO_2$ 水平分析,判断是代谢性还是呼吸性酸碱平衡紊乱,这在呼吸衰竭的临床评估中也十分重要。

四、治疗

呼吸衰竭的治疗目标是恢复正常的气体交换,同时使并发症减少到最小程度。

(一)一般治疗

一般治疗包括将患者置于舒适的体位,如俯卧位对需要呼吸支持患者的通气及预后更为有利。胸部物理治疗,如给予翻身、拍背、吸痰等,使气道保持通畅,减少呼吸道阻力和呼吸做功,是呼吸衰竭治疗的辅助措施。适当的营养支持、合理的液体平衡对原发病恢复、气道分泌物排出和保证呼吸肌正常做功有重要意义。

(二)原发疾病的治疗

应尽快治疗诱发呼吸衰竭的原发疾病,如先天性心脏病心力衰竭肺水肿所致呼吸功能不全,应采用强心剂和利尿剂;对于哮喘持续状态,应用抗炎、解除气道痉挛等措施;对于肺部感染,选用合理的抗感染治疗等。

(三)氧疗与呼吸支持

1.无创性通气支持

低氧血症较高碳酸血症的危害更大,而用氧相对比较安全,故在呼吸衰竭早期应给予吸氧;并可在启动辅助机械通气前,尝试使用无创性通气支持方法。单纯供氧常用鼻导管、普通面罩和非再吸面罩方法,供氧分别高达 4 L、10 L 和 15 L;供氧和无创性气道内正压支持:新生儿和体重＜8 kg 的患者可采取鼻CPAP(经鼻持续气道内正压通气),年长儿或体重＞8 kg 的患者可采取 BiPAP(双水平气道内正压通气)。

2.人工机械通气

尽管吸氧可能纠正低氧,严重的呼吸衰竭常常需要机械通气。目前,机械通气已成为呼吸衰竭治疗的主要手段。机械通气的适应证常根据患者有持续或进行性的气体交换障碍、呼吸暂停,以及呼吸衰竭严重影响其他脏器功能等考虑。

(四)特殊的呼吸支持

对重症呼吸衰竭,在常规呼吸支持无效的情况下,可给予特殊的呼吸或生命支持,包括以下内容。

1.体外膜氧合

体外膜氧合的原理是通过插管,将非氧合血引出体外,通过膜氧合器进行氧

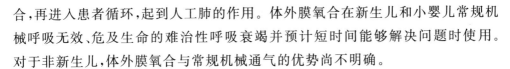

合,再进入患者循环,起到人工肺的作用。体外膜氧合在新生儿和小婴儿常规机械呼吸无效、危及生命的难治性呼吸衰竭并预计短时间能够解决问题时使用。对于非新生儿,体外膜氧合与常规机械通气的优势尚不明确。

2.液体通气

全氟化碳液体对氧和二氧化碳高度溶解,对气流的阻力很低,能显著降低表面张力。以全氟化碳液体进行气体交换或部分液体通气(全氟化碳液体仅补充功能残气量,潮气量以常规呼吸机提供)能增加肺顺应性、改善氧合、降低二氧化碳分压及增加 pH。

3.高频通气

高频通气越来越多地被用于急性呼吸衰竭。ARDS 应用高频通气时通常将平均气道压较常频呼吸机提高,可提高氧合,且心排血量不受影响,气漏发生率也未增加。在某些情况下(如支气管胸膜瘘),高频通气效果明显优于常规呼吸机。

4.吸入 NO

可选择性扩张肺血管,降低肺血管阻力,改善氧合。

5.吸入氦气

有助于改善气道异常所致的呼吸衰竭,如急性喉炎。

6.肺泡表面活性物质

经气管插管注入肺泡表面活性物质,有助于 ARDS 患者改善氧合和提高生存率。

第三节　儿童急性中毒

某些物质接触人体或进入体内后,与体液和组织相互作用,破坏机体正常的生理功能,引起暂时或永久性的病理状态或死亡,这一过程称为中毒。儿童急性中毒多发生在婴幼儿至学龄前期,是儿科急诊的常见疾病之一。婴幼儿时期常发生误服药物中毒,而学龄前期主要为有毒物质中毒。儿童的中毒与周围环境密切相关,常为急性中毒。儿童接触的各个方面,如食物、环境中的有毒动、植物,工、农业的化学药品,医疗药物、生活中使用的消毒防腐剂、杀虫剂和去污剂等,都可能发生中毒或意外事故。造成儿童中毒的原因主要是由于年幼无知,缺乏生活经验,不能辨别有毒或无毒。婴儿时期往往拿到东西就放入口中,使接触毒物的机会增多。因此,儿童中毒的诊断和急救工作显得十分重要。

一、中毒的途径

(一)消化道吸收

消化道吸收为最常见的中毒形式,可高达 90％以上。毒物进入消化道后可经口腔黏膜、胃、小肠、结肠和直肠吸收,但小肠是主要吸收部位。常见的原因有食物中毒、药物误服、灭鼠或杀虫剂中毒、有毒动植物中毒、灌肠时药物剂量过量等。

(二)皮肤接触

儿童皮肤较薄,脂溶性毒物易于吸收;毒物也可经毛孔到达毛囊,通过皮脂腺、汗腺吸收。常见有接触穿着有农药污染的衣服、蜂刺、虫咬、动物咬伤等。

(三)呼吸道吸入

呼吸道吸入多见于气态或挥发性毒物的吸入。由于肺泡表面积大、毛细血管丰富,进入的毒物易迅速吸收,这是气体中毒的特点。常见有一氧化碳中毒、有机磷吸入中毒等。

(四)注射吸收

多为误注药物。如毒物或过量药物直接注入静脉,被机体吸收的速度最快。

(五)经创伤口、创伤面吸收

如大面积创伤而用药不当,可经创面或创口吸收中毒。

二、中毒机制

因毒物种类难以统计,很难了解所有毒物的中毒机制,常见的中毒机制包括以下几种。

(一)干扰酶系统

许多毒物或代谢产物是通过抑制酶的活性而产生毒性作用。如有机磷农药抑制胆碱酯酶、氰化物抑制细胞色素氧化酶等。

(二)抑制血红蛋白的携氧功能

如一氧化碳中毒,使氧合血红蛋白形成碳氧血红蛋白、亚硝酸盐中毒形成高铁血红蛋白,使携氧功能丧失,造成机体缺氧。

（三）直接化学性损伤

如强酸、强碱化学物质误服。

（四）作用于核酸

如烷化剂氮芥和环磷酰胺，使 DNA 烷化，形成交叉连接，影响其功能。

（五）变态反应

由抗原抗体作用在体内激发各种异常的免疫反应。

（六）麻醉作用

部分强亲脂性毒物，如苯、汽油、煤油等有机溶剂、吸入性麻醉药，可通过血-脑屏障蓄积于脑细胞膜而抑制脑细胞的功能。

（七）干扰细胞膜或细胞器的生理功能

如河豚毒素和一些重金属等可破坏细胞膜、细胞器，干扰细胞膜的离子运动、膜兴奋性和能量代谢而产生毒性作用。

三、毒物在人体内的分布与排泄

（一）毒物的分布

主要在体液和组织中，影响分布的因素有毒物与血浆蛋白的结合力、毒物与组织的亲和力等。

（二）毒物的排泄

可经肾、胆道或肠道排泄；部分毒物在肠内可被再吸收形成肠肝循环，导致从体内延缓排泄。其他排泄途径有经汗腺、唾液腺、乳汁排至体外；有害气体则经肺排出。

四、中毒的诊断

（一）病史

病史包括发病经过、病前饮食内容、生活情况、活动范围、家长职业、环境中有无有毒物品和药品、经常接触哪些人、同伴儿童是否同时患病等。在急性中毒的诊断中，家长或年长患者如能告知中毒经过，则诊断较为容易。否则，由于中毒种类多，加上儿童，尤其是婴幼儿不会陈述病情，诊断较为困难。

临床症状与体征常无特异性，儿童急性中毒首发症状多为腹痛、腹泻、呕吐、惊厥或昏迷，严重者可出现多器官功能衰竭。

（二）体格检查

要注意有重要诊断意义的中毒特征,如呼气、呕吐物是否有与某种物质相关的特殊气味,出汗情况,口唇、甲床是否发绀或呈樱红色,皮肤色泽、呼吸状态、瞳孔和心律失常等。同时还需检查衣服、皮肤及口袋中是否留有毒物,以提供诊断线索。

（三）毒源调查及检查

现场检查需注意患者周围是否留有剩余毒物,如敞开的药瓶或散落的药片、可疑的食物等,尽可能保留患者饮食、用具以备鉴定。仔细查找吐出物、胃液或粪便中有无毒物残渣;若症状符合某种中毒而问不出中毒史时,可试用该种中毒的特效解毒药作为诊断性治疗。有条件时应采集患者的呕吐物、血、尿、便或可疑的含毒物品进行毒物鉴定,这是诊断中毒的最可靠方法。

五、中毒的处理

急性中毒的处理原则是立即治疗,否则会失去抢救的机会;在毒物性质未明时,按一般的中毒治疗原则抢救患者,以排出体内的毒物为首要措施,尽快减少毒物对机体的损害;维持呼吸、循环等生命器官的功能;采取各种措施减少毒物的吸收,促进毒物的排泄。

（一）现场急救

使患者稳定,呼吸道保持通畅、呼吸有效及循环良好是非常重要的。应监测患者的血氧饱和度、心率和心电图,建立静脉输液通路,对呼吸抑制或气道阻塞的患者应给予气管插管人工呼吸机,如明确是阿片类药物中毒所致的呼吸抑制,则可先用阿片类受体拮抗剂治疗,使呼吸恢复。

（二）毒物的清除

根据中毒的途径、毒物的种类及中毒时间采取相应的排毒方式。

1.排出体内尚未吸收的毒物

大多数毒物经消化道或呼吸道很快被吸收,许多毒物可经皮肤吸收。一般来说,液体毒（药）物在误服后 30 分钟内被基本吸收,而固体毒（药）物在误服后1～2 小时内被基本吸收,故迅速采取措施减少毒物吸收可使中毒程度显著减轻。

（1）催吐:适用于年龄较大、神志清醒和合作的患者。可用手指、筷子、压舌板刺激咽部引起反射性呕吐。有严重心脏病、食管静脉曲张、溃疡病、昏迷或惊厥、强酸或强碱中毒和汽油、煤油等中毒的患者及 6 个月以下婴儿不能采用催吐。催吐一般在中毒后 4～6 小时进行。由于儿童呕吐反射自我保护能力差,催吐易导致误吸以及胃食管穿孔,催吐应慎重。

(2)洗胃:洗胃的目的是清洗出尚在胃内的毒(药)物,并可进行毒物鉴定。方法是经鼻或经口插入胃管后,用 50 mL 注射器抽吸,直至洗出液清澈为止,首次抽出物送毒物鉴定。常用的洗胃液有:温水、鞣酸、1:10 000 高锰酸钾、2%～5%碳酸氢钠、生理盐水或 0.45%氯化钠溶液;洗胃禁忌的腐蚀性毒物中毒可用中和法,牛奶亦可起中和作用,同时可在胃内形成保护膜,减少刺激。可将活性炭加水,在洗胃后灌入或吞服,以迅速吸附毒物。对于摄入毒物时间在 1 小时以上者,有些毒物已进入肠内,则洗胃作用不大。

(3)导泻:可在活性炭应用后进行,使活性炭-毒物复合物排出速度加快。常用的泻药有硫酸钠或硫酸镁,可口服或由胃管灌入。硫酸钠无硫酸镁所致高血镁所引起的不良反应,用于导泻较为安全;中枢抑制药(如苯巴比妥)中毒时不宜使用硫酸镁导泻,以防加重中枢抑制。在较小的儿童,应注意导泻所致的脱水和电解质紊乱。

(4)全肠灌洗:中毒时间稍久,毒物主要存留在小肠或大肠,需进行全肠灌洗;对于一些缓慢吸收的毒物,如铁中毒等较为有效。常用大量液体行高位连续灌洗(儿童用 1 500～3 000 mL),直至洗出液变清为止。洗肠液常用 1%温盐水或清水,也可加入活性炭,应注意水、电解质平衡。对服腐蚀性毒物者或患者极度虚弱时,禁忌导泻及全肠灌洗。

(5)皮肤黏膜的毒物清除:接触中毒时应脱去衣服,用大量清水冲洗毒物接触部位,或用中和法,即用弱酸、弱碱中和强碱、强酸;如用清水冲洗酸、碱等毒物应至少 10 分钟。

(6)对于吸入中毒,应将患者移离现场,放置在通风良好、空气新鲜的环境,清理呼吸道分泌物,及时吸氧。

(7)止血带的应用:注射或有毒动物咬伤所致的中毒,在肢体近心端加止血带,阻止毒物经静脉或淋巴管弥散。止血带应每 10～30 分钟放松 1 次。

2.促进已吸收毒物的排出

(1)利尿:大多数毒物进入机体后经由肾脏排泄,因此加强利尿是加速毒物排出的重要措施。静脉输注 5%～10%葡萄糖溶液可以冲淡体内毒物浓度,增加尿量,促使排泄。病情较轻或没有静脉滴注条件时,可让其大量饮水。但如患者有脱水,应先纠正脱水。可应用利尿药,常用呋塞米 1～2 mg/kg 静脉注射;

20％甘露醇 0.5～1 g/kg,或 25％山梨醇 1～2 g/kg 静脉滴注。大量利尿时应注意适当补充钾盐。保证尿量每小时在 6～9 mL/kg。在利尿期间应监测尿排出量、液体入量、血清电解质等。当患者苏醒、严重中毒症状减轻或血药浓度低于中毒水平时,则可停止利尿。

(2)碱化或酸化尿液:毒物肾脏的清除率与尿量并不成比例,单独利尿并不意味着排泄增加。碱化尿液后,可使弱酸类毒物,如水杨酸和苯巴比妥清除率增加;酸化尿液后,可使弱碱类毒物排出增加,但该方法在临床上较少应用。常采用碳酸氢钠溶液 1～2 mmol/kg 静脉滴注 1～2 小时,在此期间检查尿 pH,滴注速度以维持尿 pH 7.5～8 为标准。乙酰唑胺同时有利尿和碱化尿液的作用。维生素 C 1～2 g 加于 500 mL 溶液中静脉滴入亦可获得酸性尿。

(3)血液净化方法包括以下 4 种。①透析疗法:危重的急性中毒患者,可采用透析疗法增加毒物排出。腹膜透析较简便易行;血液透析能代替部分肾脏功能,将血液中的有毒物质和代谢废物排出;血液持续净化-连续性肾脏替代治疗既可替代肾脏功能,保持内环境稳定,又能清除中小分子量的毒物。②血液灌流法:此法是将患者血液经过体外循环,用吸附剂吸收毒物后再输回体内;应用指征类似于血液透析,尤其适用于中大分子、脂溶性、与血浆蛋白牢固结合的毒物中毒,这些毒物通过血液透析不能析出,用血液灌流则有效,如有机磷农药、巴比妥类、安定类、抗抑郁药、洋地黄类、茶碱类、酚类等中毒。③血浆置换:能清除患者血浆蛋白结合的毒物,如部分抗生素、降糖药、降压药等。④换血疗法:当中毒不久,血液中毒物浓度极高时,可用换血疗法,但此法需血量极多,临床较少采用。

(4)高压氧的应用:在高压氧情况下,血中氧溶解度增高,氧分压增高,促使氧更易于进入组织细胞中,从而纠正组织缺氧。可用于一氧化碳、硫化氢、氰化物、氨气等中毒。在一氧化碳中毒时,应用高压氧治疗,可以促使一氧化碳与血红蛋白分离。

(三)其他对症治疗

及时处理各种中毒所致的严重症状,如惊厥、呼吸困难、循环衰竭等;若不及时治疗,随时可危及生命。在中毒原因不明或无特效治疗时,对症治疗尤为重要。

六、中毒的预防

为了防止儿童中毒的发生,要做好如下几项工作。

（1）管好药品:药品用量、用法或存放不当是造成药物中毒的主要原因。家长切勿擅自给儿童用药,更不可把成人药随便给儿童服用。不要将外用药物装入内服药瓶中。儿科医务人员开处方时,应认真计算不同年龄儿童的用药量,切勿过量;药剂人员应细心核对药量和剂型,耐心向家长说明服用方法。家庭中一切药品皆应妥善存放,不让儿童取到。

（2）农村或家庭日常用的灭虫、灭蚊、灭鼠剧毒药品更要妥善处理,避免儿童接触,各种农药务必按照规定办法使用。

（3）做好识别有毒植物的宣传工作,教育儿童不要随便采食野生植物。

（4）禁止儿童玩耍带毒性物质的用具(如装敌敌畏的小瓶、灭鼠用具等)。

（5）普及相关预防中毒的健康知识教育。

参 考 文 献

[1] 董善武.现代儿科诊疗实践[M].北京:科学技术文献出版社,2018.

[2] 王惠萍.临床儿科疾病治疗学[M].北京:中国纺织出版社,2020.

[3] 孙荣荣.临床儿科诊疗进展[M].青岛:中国海洋大学出版社,2019.

[4] 孙广斐.临床儿科疾病诊断与治疗[M].沈阳:沈阳出版社,2020.

[5] 梁霞,邢娜,陈洋.儿科疾病诊疗与临床实践[M].哈尔滨:黑龙江科学技术出版社,2018.

[6] 蒙来成.循证儿科重症医学[M].广州:中山大学出版社,2020.

[7] 王亚林.儿科疾病诊治新进展[M].天津:天津科学技术出版社,2020.

[8] 张姣姣.儿科呼吸疾病诊断与治疗[M].汕头:汕头大学出版社,2018.

[9] 杜爱华.儿科诊疗技术与临床实践[M].北京:科学技术文献出版社,2020.

[10] 宫化芬.现代儿科诊疗实践[M].长春:吉林科学技术出版社,2019.

[11] 齐玉敏.儿科疾病救治关键[M].哈尔滨:黑龙江科学技术出版社,2020.

[12] 高玉.临床儿科疾病诊治[M].北京:科学技术文献出版社,2019.

[13] 周鑫.儿科急症与常见病临床救治[M].北京:科学技术文献出版社,2018.

[14] 吴捷.实用基层儿科手册[M].北京:科学出版社,2020.

[15] 惠晓霞.儿科疾病诊断与重症救治[M].长春:吉林科学技术出版社,2019.

[16] 周嘉云.实用儿科疾病诊断与治疗[M].北京:科学出版社,2020.

[17] 王丽杰.儿科急危重症救治手册[M].郑州:河南科学技术出版社,2019.

[18] 张娟.儿科疾病诊疗与康复[M].天津:天津科学技术出版社,2018.

[19] 赵静.现代儿科疾病治疗与预防[M].开封:河南大学出版社,2020.

[20] 徐维民.儿科疾病临床诊疗进展与实践[M].上海:同济大学出版社,2019.

[21] 凌春雨.儿科疾病应用与进展[M].天津:天津科学技术出版社,2020.

[22] 武琪琳.新编儿科治疗学[M].长春:吉林科学技术出版社,2018.

[23] 于吉聪.临床儿科诊疗进展[M].哈尔滨:黑龙江科学技术出版社,2020.

[24] 徐灵敏.儿科急诊急症解惑[M].上海:上海科学技术教育出版社,2020.

[25] 贾海霞.儿科疾病诊疗[M].昆明:云南科技出版社,2018.

[26] 孙瑞君,鲍春,汪世平,等.儿科疾病诊疗新技术与临床实践[M].北京:科学技术文献出版社,2019.

[27] 张淼.儿科疾病治疗与保健[M].南昌:江西科学技术出版社,2020.

[28] 索有梅.儿科疾病诊断治疗与新生儿诊疗应用[M].武汉:湖北科学技术出版社,2018.

[29] 郝菊美.现代儿科疾病诊疗[M].沈阳:沈阳出版社,2020.

[30] 安利,李莉,刘秀平.现代儿科诊疗精粹[M].天津:天津科学技术出版社,2019.

[31] 李倩.临床儿科常见病诊疗精要[M].北京:中国纺织出版社,2020.

[32] 季坚卫.当代儿科诊疗研究[M].南昌:江西科学技术出版社,2018.

[33] 王燕.临床用药与儿科疾病诊疗[M].长春:吉林科学技术出版社,2020.

[34] 李斌.儿科疾病临床诊疗实践[M].开封:河南大学出版社,2020.

[35] 蔡婷.儿科常见病解惑[M].上海:上海科技教育出版社,2018.

[36] 刘书艳,贾志英,米亚静.依那普利联合氢氯噻嗪治疗小儿急性肾小球肾炎疗效及对血清 IL-18 和 sFas/sFasL 水平的影响[J].实验与检验医学,2021,39(3):581-584.

[37] 郭明,韩丽.奥美拉唑联合多潘立酮治疗小儿胃食管反流病的疗效[J].数理医药学杂志,2020,33(10):1521-1522.

[38] 欧阳文.肺炎支原体抗体检测在小儿支原体肺炎的诊断价值分析[J].现代诊断与治疗,2020,31(24):3925-3927.

[39] 庞福明.依那普利联合氢氯噻嗪治疗小儿急性肾小球肾炎的临床效果分析[J].世界复合医学,2019,5(4):29-31.

[40] 欧阳玲,江静霞,饶玉萍,等.柔红霉素联合阿糖胞苷治疗小儿急性白血病的临床疗效及对外周血调节性 T 细胞的影响[J].癌症进展,2020,18(5):485-488.